東北大学 川島隆太教授の

毎日楽しむ大人のドリル

「脳ほぐし」と「単語記憶」で
記憶力を鍛(きた)える30日

くもん出版

はじめに

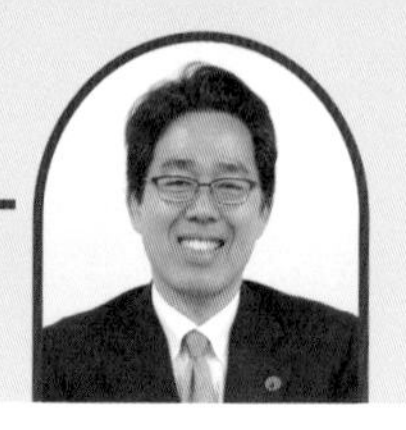

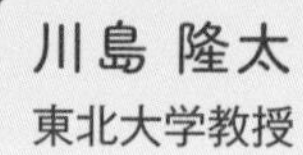

川島 隆太
東北大学教授

何のための本？

「脳を鍛える大人のドリルシリーズ」が出版されて20年の月日が経ちます。この間、脳に関するさまざまな知識や情報が増えましたが、このシリーズの意図するところは依然として陳腐化していません。

わが国は超高齢社会に入ってきており、これからどんどん高齢者の人口が増えてくる一方、総人口は減るという現実に向き合わなければなりません。超高齢社会の中で社会全般を明るく保つためには、一人ひとり、個人が何歳であっても活き活きと前を向いて生きていられることが大前提となってきます。では、一人ひとりが活き活きと生きるということは、どうすれば達成できるでしょうか。これは心身が健康であることに尽きます。体の健康ということに関しては、毎日の運動習慣をもつことによって、ある程度維持できます。一方、脳の健康に関してはどうでしょうか。私は、「脳を鍛える大人のドリルシリーズ」を通して「脳をきちんと毎日使うことで、脳の健康も維持できる」ということを主張し、いろいろな研究で証明してきました。ですので、これからの超高齢社会の中で、ますます自分自身の脳を鍛えて、一人ひとりが活き活きと生きていくことが大事になってきた、そういう時代だからこそ、もっと脳の健康に関する活動を大事にしていってもらいたいと考えています。

私は、後述する「前頭前野」の機能の低下が、健康な生活を維持するために特に大きな問題になると考えました。本書もこれまでの「大人のドリルシリーズ」と同様に、日々の生活の中であえて、より積極的に脳を使い、脳の健康を維持・向上するために作られています。毎日、短い時間で結構ですので、集中してトレーニングを行ってみてください。皆さんの脳の「基礎体力」が向上し、より人生を楽しむことができるようになることを確信しています。

●次のような自覚がある方におすすめ

- □物忘れが多くなってきた
- □人の名前が思い出せないことが多くなってきた
- □言いたいことが、なかなか言葉に出せないことが多くなってきた

●次のような方にもおすすめです

- □記憶力・注意力を高めたい
- □創造力・論理的思考力を高めたい
- □コミュニケーション能力を高めたい
- □自制心・集中力を高めたい
- □ボケたくない

脳の健康法とは？

体の健康を保つためには、❶運動をする習慣、❷バランスのとれた食事、❸十分な睡眠が必要です。同じように脳の健康を保つためにも、❶脳を使う習慣、❷バランスのとれた食事、❸十分な睡眠が必要なのです。「バランスのとれた食事」と「十分な睡眠」は皆さんの責任で管理しましょう。この本では、皆さんに「脳を使う習慣」をつけていただきます。

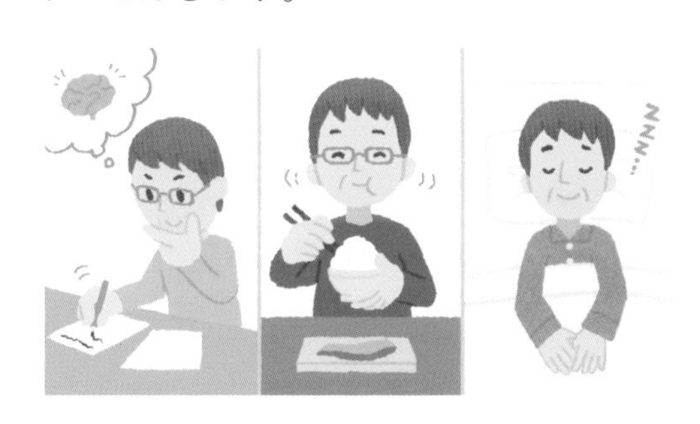

生活の中で前頭前野を活発に働かせる３原則

最も高次の脳機能を司っている前頭前野（注１）を、生活の中で活発に働かせるための３つの原則を、脳機能イメージング装置（注２）を用いた脳科学研究成果から見つけ出しました。

- **読み・書き・計算をすること**
- **他者とコミュニケーションをすること**
- **手指を使って何かを作ること**

読み・書き・計算は、前頭前野を活発に働かせるだけでなく、毎日、短時間、集中して行うことで、脳機能を向上させる効果があることが証明されています。子どもたちは、学校の勉強で読み・書き・計算をすることができますが、大人が生活の中でこれらを行うことは、現代社会ではあまりありません。そこで、この本のようなドリルが役に立ちます。

他者とのコミュニケーションでは、会話をすることでも、前頭前野が活発に働くことがわかりました。目と目を合わせて話をすると、より活発に働きます。しかし、電話を使うと、あまり働きません。直接、人と会って、話をすることが重要なのです。

（注１）人間の大脳について

人間の大脳は、前頭葉・頭頂葉・側頭葉・後頭葉の4つの部分に分かれている。

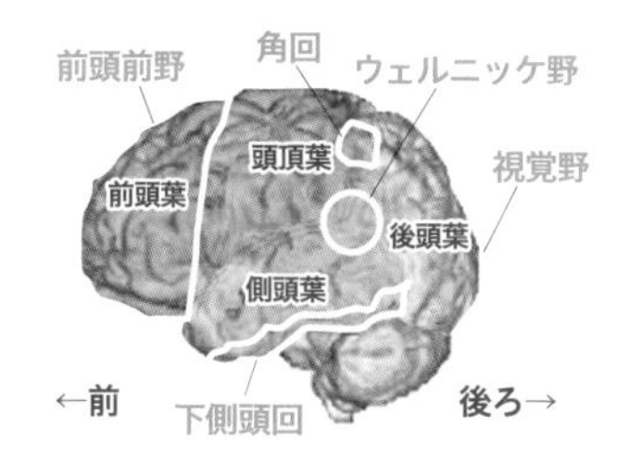

前頭葉は運動の脳、頭頂葉は触覚の脳、側頭葉は聴覚の脳、後頭葉は視覚の脳というように、それぞれの部分は異なった機能を持っている。前頭葉の大部分を占める前頭前野は、人間だけが特別に発達している部分であり、創造力や、記憶力、自制力、コミュニケーション力などの源泉である。

（注２）脳機能イメージング装置

人間の脳の働きを、脳や体に害を与えることなく画像化する装置。

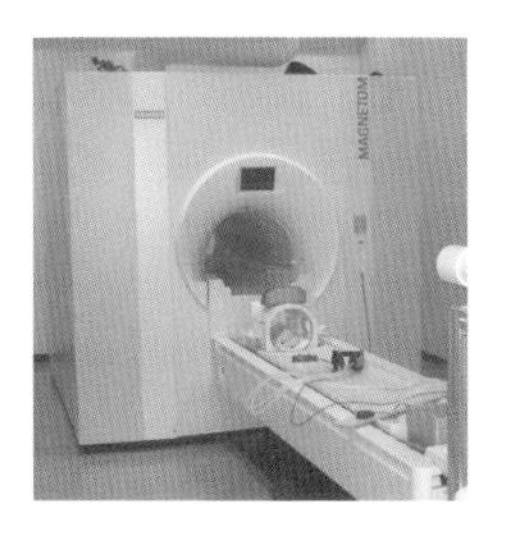

磁気を用いた機能的MRIや、近赤外光を用いた光トポグラフィーなどがある。

「Use it or lose it.
（使わないと、失ってしまう）」

Use it or lose it.（使わないと、失ってしまう）という考え方は医学で言われていることで、高齢者は普段から運動している（使う）と体は衰えないが、運動しない（使わない）と衰える、ということを意味しています。これは脳にも当てはまり、脳のトレーニングをしている、もしくは日常生活の中でもきちんと前頭前野を使うということが大事で、前頭前野を使っていないと、lose it（失ってしまう）になってしまうのではないかと考えています。このドリルでトレーニングすることは、まさに、前頭前野がuse it（使う）の状態になることを実現しています。

一方で、たとえばテレビを見たり、ゲームをしたりしているときは、前頭前野には強い抑制がかかるということがわかっていて、作業はしているけれども、これはlose it（失ってしまう）になってしまうと考えています。だからこそ、このドリルでは、紙と鉛筆のかたちにこだわり、前頭前野をuse it（使う）の状態にすることが大きな目的となっています。

下の脳の画像は、いろいろな作業をしているときの脳の状態を脳機能イメージング装置で測定したものです。赤や黄色になっているところは、脳が働いている場所（脳の中で血液の流れが速いところ）で、赤から黄色になるにしたがってよりたくさん働いています。

考えごとをしているときの脳

左脳　右脳

←前　後ろ　前→

左脳の前頭葉の前頭前野がわずかに働いています。

テレビを見ているときの脳

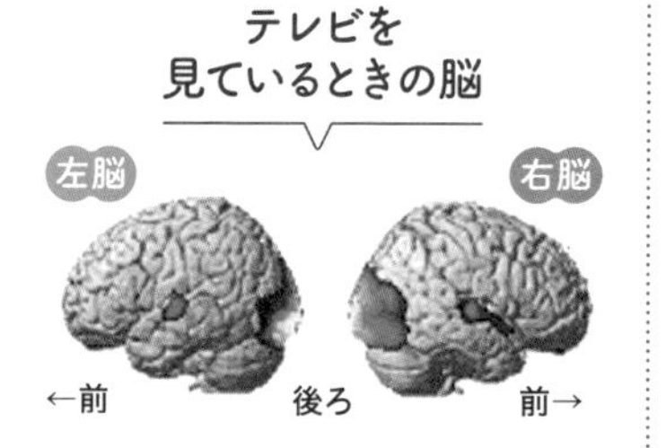

物を見る後頭葉と音を聞く側頭葉だけが、左右の脳で働いています。

漢字を書いているときの脳

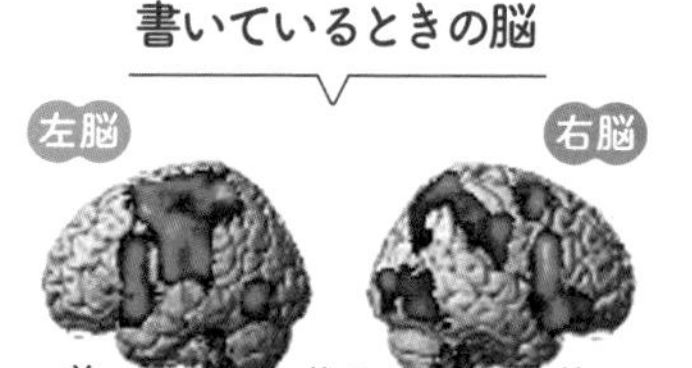

左右の脳の前頭前野が活発に働いていることがわかります。

本を黙読しているときの脳

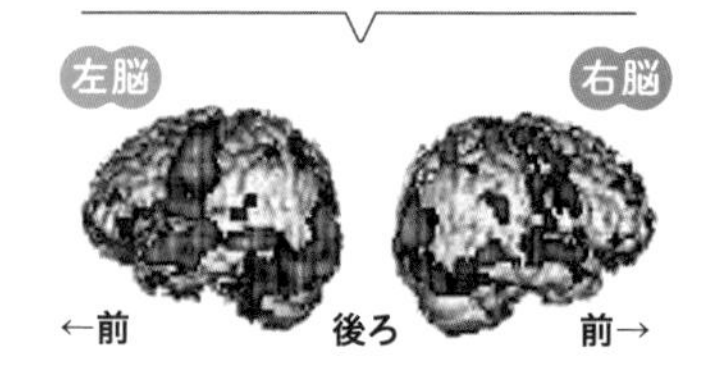

本を黙読しているときの脳の働きを示しています。前頭前野を含む左右の脳の多くの領域が働いています。

本を音読しているときの脳

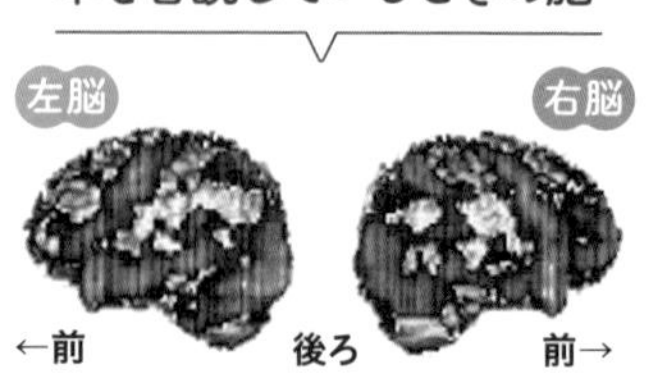

本を音読しているときの脳の働きを示しています。黙読時よりもさらに多くの場所が左右の脳で働いています。前頭前野は音読スピードが速ければ速いほどたくさん働くこともわかっています。

この本で行うトレーニング

トレーニングの内容

1日のトレーニングは

1 脳ほぐし

2 単語記憶トレーニング

のふたつで構成されています。

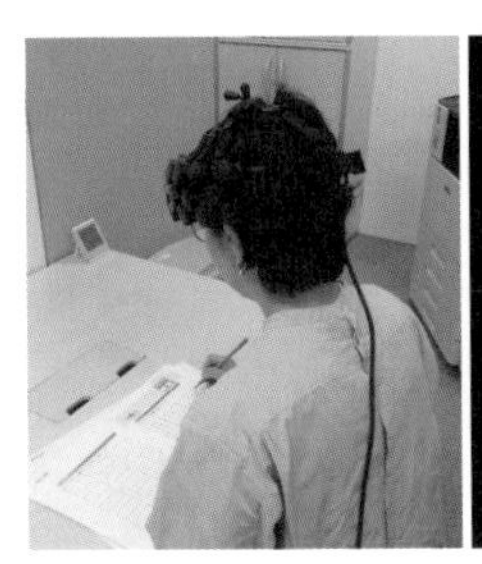
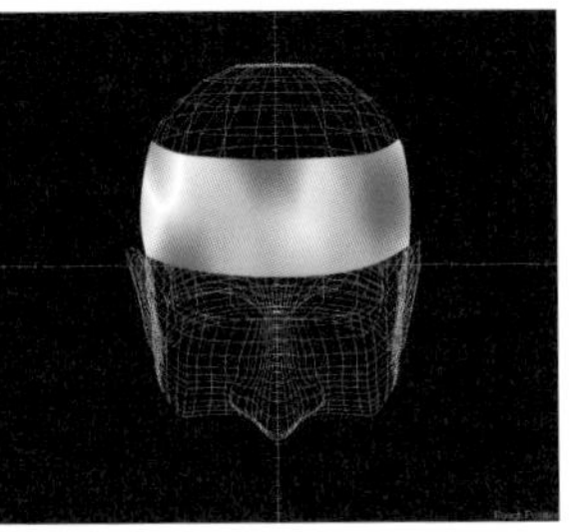

この本のトレーニングに取り組んでいるときの脳の働きを、光トポグラフィーで調べた様子。前頭前野がしっかり活性化しています。

1 「脳ほぐし」で頭の回転速度を鍛えます

「脳ほぐし」は、単純な作業をできるだけ速く行うトレーニングです。最初に「脳ほぐし」に取り組んでいただくことで、脳が非常に働きやすくなり、その後の単語記憶トレーニングの効果が上がりやすくなる、という「脳のウォーミングアップ」の効果が期待できます。また、できるだけ速く作業すること自体に、頭の回転速度(認知速度)を上げて、同時に「記憶力」や「注意能力」などのさまざまな認知機能も向上させる効果があることが、科学的に証明されています。

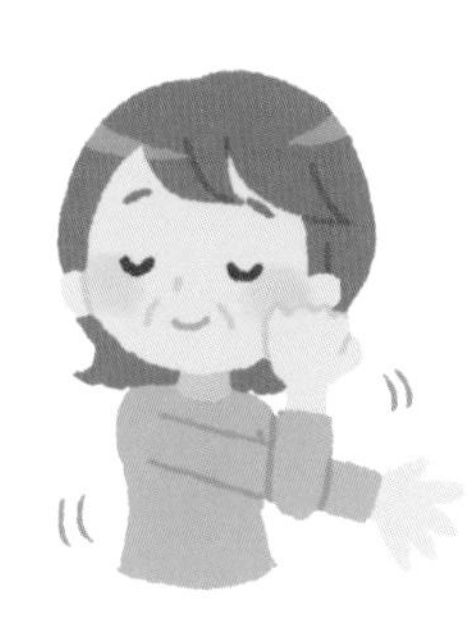

2 「単語記憶トレーニング」でワーキングメモリーを鍛えます

ひらがな3文字の単語を2分間でできるだけたくさん覚えて、正確に書き出すトレーニングです。

ワーキングメモリーとは、人が何らかの作業をするときに、情報を一時的に置いておく力のことで、要は作業机のようなものです。作業机が大きいと、机の上に教科書やノート、参考書などを全部広げることができ、作業が効率的になります。また、複数の作業を同時に行うこともできます。

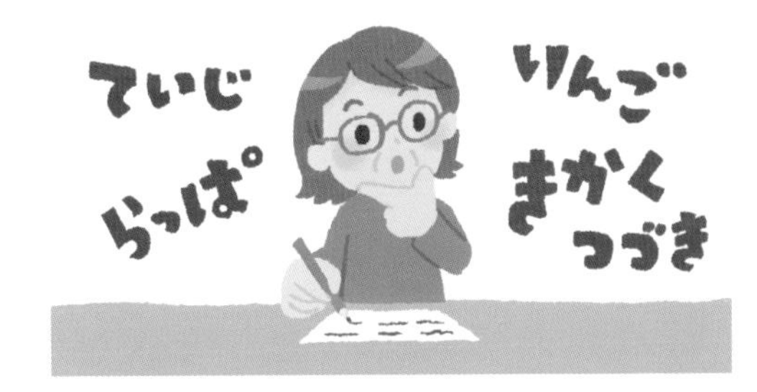

この作業机の大きさは、二十歳くらいの時にいちばん大きくて、年をとるとだんだん小さくなっていきます。けれども、これまでの研究から、この作業机は何歳からでも大きくでき、その結果、「考える」「記憶する」「予測する」「判断する」…などの認知機能が向上することがわかっています。本書の単語記憶トレーニングでは、この作業机=ワーキングメモリーを広げることで、さまざまな認知機能を一気に向上させることをねらっています。

記憶とは…短期記憶と長期記憶

私たちの記憶は、ものを覚えている長さによって、短期記憶と長期記憶のふたつに分けられます。短期記憶は、一時的に何かを記憶するということを意味しています。例えば昔、誰かの家に電話をしようとしたときに、まず電話番号を見て覚え、そして電話機のダイヤルを回しました。しかし、話し終わった後に、何番にかけたかという記憶はなくなっています。これが短期記憶というものです。

ただ、同じ人の家に何度か電話をかけていくと、いちいち電話帳を見なくても電話をかけられるようになります。これが、記憶自体が長期記憶に変わったということを意味しています。短期記憶の記憶を繰り返すことによって、記憶はなかなか忘れない長期記憶として、脳の中にしっかり刻み込まれていくのです。

ワーキングメモリーと記憶の関係

コンピューターの中には、「ランダムアクセスメモリー(RAM)」というものが搭載されています。これは、何らかの計算をするためだけに必要なメモリーで、計算が終わるとその中身はさっと消えてなくなってしまいます。

私たちの脳の中にあるワーキングメモリーもそれと同じで、何らかの作業をするための短期記憶をワーキングメモリーという風に呼んでいます。単なる知識を覚えるだけのものはワーキングメモリーとは言いません。でも、電話番号を覚えるということは、電話をかけるという行動につながっているので、これはワーキングメモリーの一種になります。

ワーキングメモリーの鍛え方

ワーキングメモリーの鍛え方はしっかりわかっています。ひとつは、覚えるものの数を増やしていくタイプのトレーニングです。覚えるものは、数字でも漢字でも絵でも、何でもかまいません。

本書ではひらがな３文字のことばを覚えるトレーニングを採用しました。実はこれまでの研究でも、人々のワーキングメモリーの大きさを調べるために、ひらがな３文字のことばをたくさん覚えるというテストが使われており、同時にこれはトレーニングの方法としても効果が高いと考えています。

トレーニングの進め方

1 （**第1日に取り組む前に**）
P.10の「**ストループテスト{1}**」を行う

▼

2 続けて、「**第1日**」のトレーニングを行う。
以降、**1日に1日分ずつ**トレーニングを行う

▼

3 **「第7日」のトレーニング終了後、**
続けて、次のページ（P.25）の
「**ストループテスト{2}**」を行う

▼

4 以降も、1日に1日分ずつ
トレーニングを行う

▼

5 「**第14日**」、「**第21日**」、「**第30日**」の
トレーニング後に、「**ストループテスト**」を行う

1 ストループテスト

2 「第1日」のトレーニング

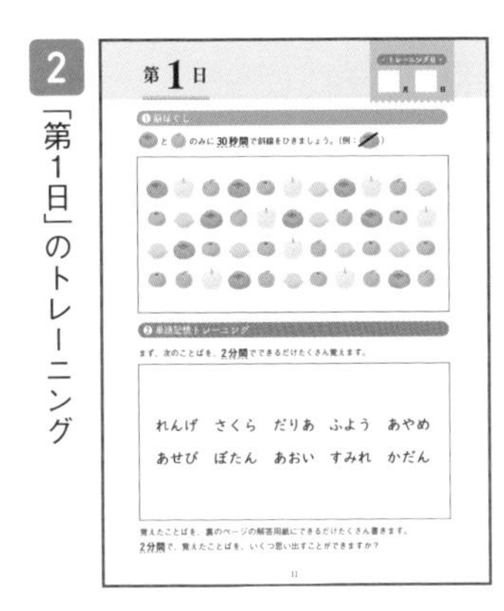

トレーニングを続けるコツ

- □ 単語記憶トレーニングは、**いくつ覚えられなければならない、という基準はありません。** 例えば、最初に3個しか覚えられなかった…という方でもまったく問題ありません。最初の3個を覚えるところから始め、それを4個にする、5個にする、という努力を続けてください。これによって**ワーキングメモリーがしっかり広がっていく**ということがわかっています。
- □ 「覚えよう」「思い出そう」としていること自体が、脳のトレーニングになっています。一番大切なのは、**自分が覚えることができるぎりぎりの線で努力を続ける**ことで、**何個覚えられたかという数自体に大切さはありません。結果に一喜一憂せず、楽しく気楽に取り組みましょう。**

前頭葉機能チェック（ストループテスト）について

ストループテストとは

本書には、左右の前頭前野の総合的な働きを評価するストループテストが計5回分収められています。

ストループテストの取り組み方

色がついた色の名前（あか、あお、きいろ、くろ）の表があります。中には書かれている文字とその色が一致していないものがあります。このテストでは、文字の色を順に声に出して、答えていきます。文字を読むのではありませんから、注意してください。

まずは練習を行い、練習が終わったら本番です。すべての文字の色を答え終わるまでの秒数を計り、記録します。このテストは個人により速さが大きく異なるために、目標や基準の数値はありません。前回の自分の記録を目標にしましょう。

●読み方の例

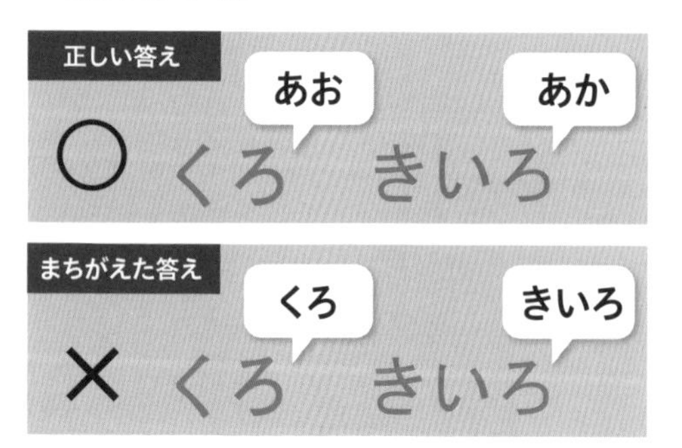

※まちがえたら、同じところを答え直しましょう。

記録をつけましょう

ストループテストの所要時間と、単語記憶トレーニングの結果は、必ず記録をつけましょう（記録表は79ページにあります）。

この本を使い終わったら

トレーニングをやめてある程度の時間がたつと、脳は元の状態にまで戻っていってしまうことが研究ではわかっています。

そういう意味では、体力を鍛えるときと同じように、脳のトレーニングを続けていただくと、良い状態を保つことができます。この本を「大人のドリルシリーズ」と一緒に使っていただいてもかまいませんし、もちろんこの本単独で始めても問題ありません。自分のやりやすいものを選んで、楽しく続けることを意識してもらえればと思います。

この本を一度やり終えたら、最初からやり直してもかまいません。ただしそのときに、もし1回目で単語記憶力の向上をすでに実感できていたら、10語より多いところから始めたり、記憶する時間を1分間にしてやってみたりするのもおすすめです。自分が記憶できるぎりぎりのレベルのところからやり直すのが効果的です。

目次

ストループテスト {1}

検査は１回ですが、その前に【練習】を行いましょう。
下の【練習】の文字の色を声に出して、できる限り速く言っていきます。文字を読むのではないので、注意しましょう。まちがえたところは、正しく言い直します。
（例：あかの場合は「あお」、あかの場合は「くろ」、あかの場合は「あか」と言う。）

【練習】 くろ　あか　きいろ　くろ　あお

「あお、きいろ、あか、くろ、きいろ」と正しく言えましたか。
次に本番です。開始時刻を入れて、練習の時のように文字の色を読んでいきましょう。
全部終わったら、終了時刻を入れ、かかった時間を出しましょう。

あお	あお	くろ	あか	あお
きいろ	くろ	あか	あお	きいろ
くろ	きいろ	あお	あか	あお
きいろ	あか	くろ	きいろ	あお
きいろ	くろ	あか	あお	くろ
あお	きいろ	きいろ	あお	あお
くろ	くろ	あか	きいろ	あか
くろ	きいろ	くろ	あか	あか
あか	あお	きいろ	くろ	きいろ
あお	くろ	くろ	きいろ	あか

開始時刻	終了時刻	所要時間
分　秒	分　秒	分　秒

第1日

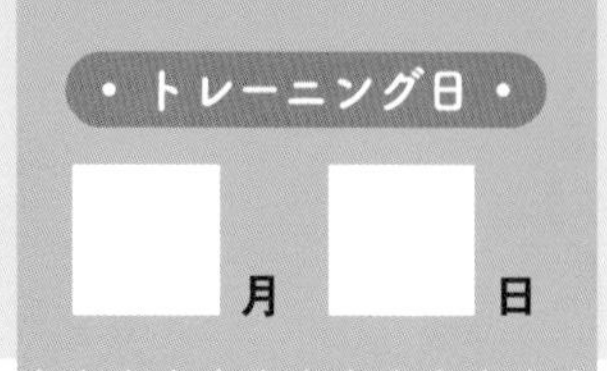

❶ 脳ほぐし

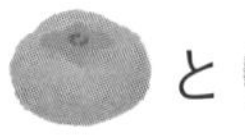 と のみに **30秒間**で斜線をひきましょう。（例：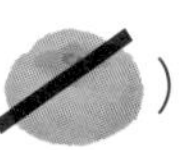）

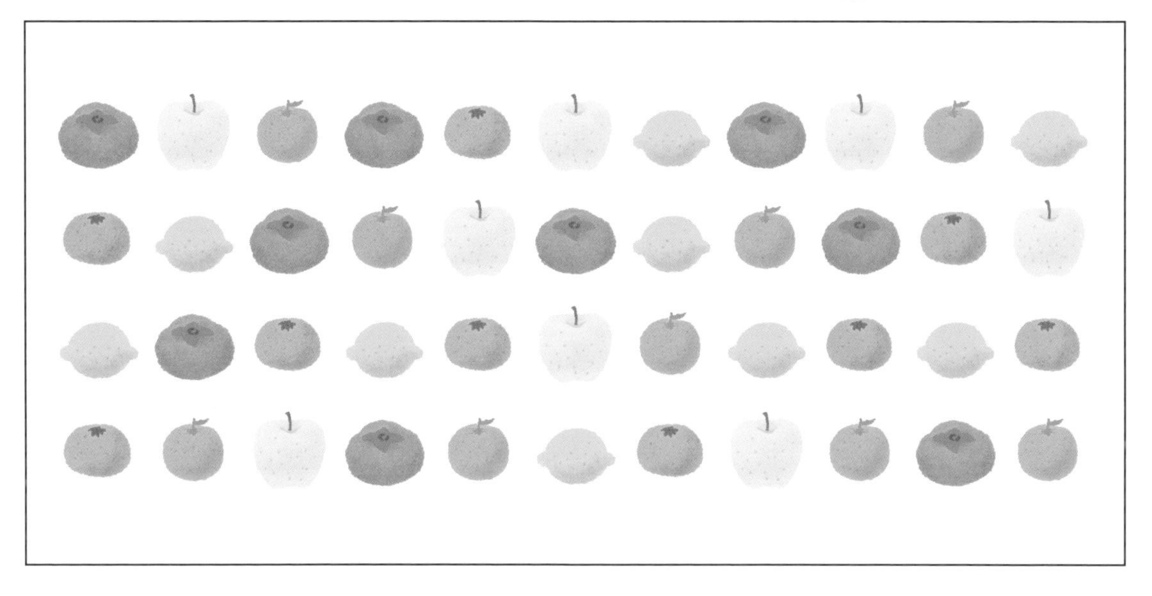

❷ 単語記憶トレーニング

まず、次のことばを、**2分間**でできるだけたくさん覚えます。

れんげ　さくら　だりあ　ふよう　あやめ

あせび　ぼたん　あおい　すみれ　かだん

覚えたことばを、裏のページの解答用紙にできるだけたくさん書きます。
2分間で、覚えたことばを、いくつ思い出すことができますか？

❷ 単語記憶トレーニング

覚えたことばを、**2分間**で□にできるだけ書きましょう。

正答数　第1日

／10語

以上で今日のトレーニングは終了です。お疲れさまでした！

第2日

・トレーニング日・

月　日

❶ 脳ほぐし

計算問題を、**30秒間**でできるだけ速く解きましょう。(答えは78ページにあります)

2+3=	4+8=	7+5=
5+6=	7+4=	6-1=
9-6=	1+9=	7+6=
5+4=	7+8=	8-4=
6-3=	6+8=	3+9=

❷ 単語記憶トレーニング

まず、次のことばを、**2分間**でできるだけたくさん覚えます。

れたす　えのき　しめじ　ごぼう　もやし

おくら　せろり　くわい　えごま　わらび

覚えたことばを、裏のページの解答用紙にできるだけたくさん書きます。

2分間で、覚えたことばを、いくつ思い出すことができますか？

❷ 単語記憶トレーニング

覚えたことばを、**2分間**で［　　］にできるだけ書きましょう。

正答数　　第 2 日

／10語

以上で今日のトレーニングは終了です。お疲れさまでした！

第3日

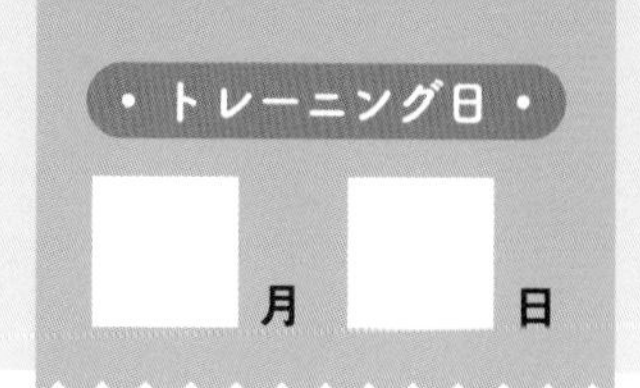

❶ 脳ほぐし

わとぬのみに**30秒間**で斜線をひきましょう。

ね　ぬ　わ　め　ね　ぬ　わ　め　ね　め　ね

わ　め　ね　わ　め　ね　め　わ　め　わ　ぬ

ぬ　わ　め　ぬ　わ　め　ぬ　め　ぬ　ね　め

ね　ぬ　ね　わ　ね　ぬ　わ　ぬ　ね　ぬ　わ

❷ 単語記憶トレーニング

まず、次のことばを、**2分間**でできるだけたくさん覚えます。

いるか　うさぎ　きつね　ごりら　くじら

たぬき　ねずみ　ひつじ　ひょう　ぱんだ

らくだ　いたち　もぐら　きりん　こあら

覚えたことばを、裏のページの解答用紙にできるだけたくさん書きます。

2分間で、覚えたことばを、いくつ思い出すことができますか？

❷ 単語記憶トレーニング

覚えたことばを、**2分間**で［　　］にできるだけ書きましょう。

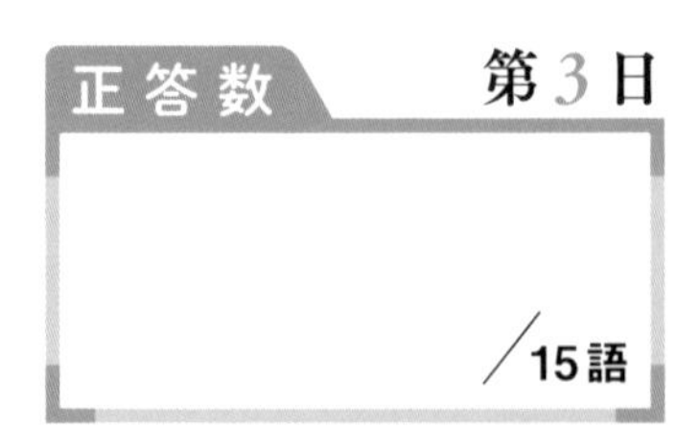

以上で今日のトレーニングは終了です。
お疲れさまでした！

第4日

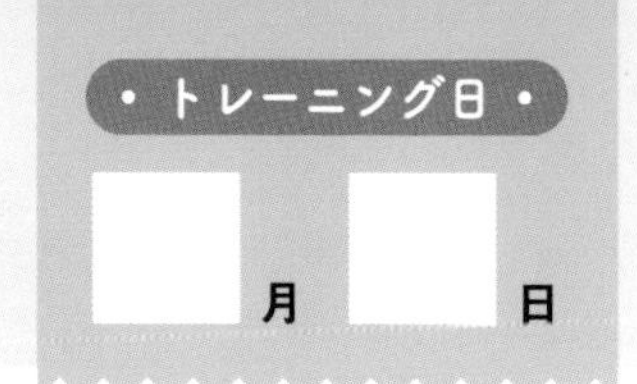

❶ 脳ほぐし

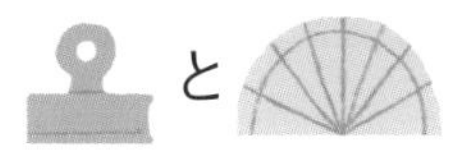 のみに **30秒間** で斜線をひきましょう。

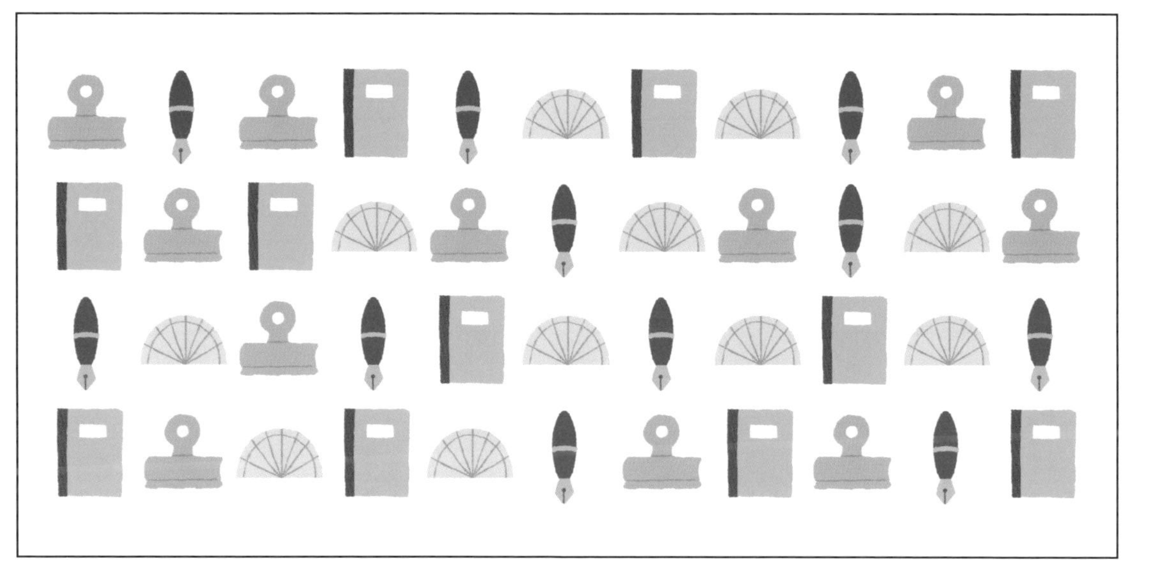

❷ 単語記憶トレーニング

まず、次のことばを、**2分間**でできるだけたくさん覚えます。

ほうち	かてい	こもの	むすめ	ほくろ
おてら	こたえ	きげき	はしご	せりふ
れいぎ	きいと	たいこ	けんさ	めいし

覚えたことばを、裏のページの解答用紙にできるだけたくさん書きます。

2分間で、覚えたことばを、いくつ思い出すことができますか？

❷ 単語記憶トレーニング

覚えたことばを、**2分間**で［　　　］にできるだけ書きましょう。

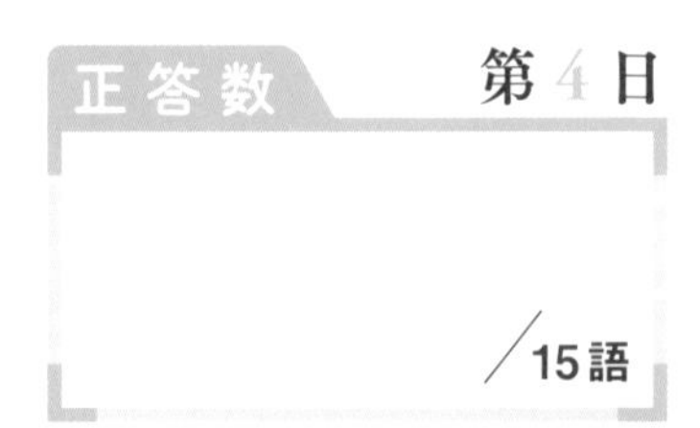

以上で今日のトレーニングは終了です。
お疲れさまでした！

第5日

・トレーニング日・

月　　日

❶ 脳ほぐし

計算問題を、**30秒間**でできるだけ速く解きましょう。（答えは78ページにあります）

8+9=	5+8=	3+7=
6+7=	4+9=	8+7=
16-3=	8+8=	17-5=
15-3=	26-15=	6+9=
19-5=	39-22=	27-6=

❷ 単語記憶トレーニング

まず、次のことばを、**2分間**でできるだけたくさん覚えます。

じまん	やかん	きほん	ぺんち	しばい
とけい	ちかい	えのぐ	みぶり	でんち
さんち	うわぎ	ねばり	いろり	いいん

覚えたことばを、裏のページの解答用紙にできるだけたくさん書きます。

2分間で、覚えたことばを、いくつ思い出すことができますか？

❷ 単語記憶トレーニング

覚えたことばを、**2分間**で[ ]にできるだけ書きましょう。

以上で今日のトレーニングは終了です。
お疲れさまでした！

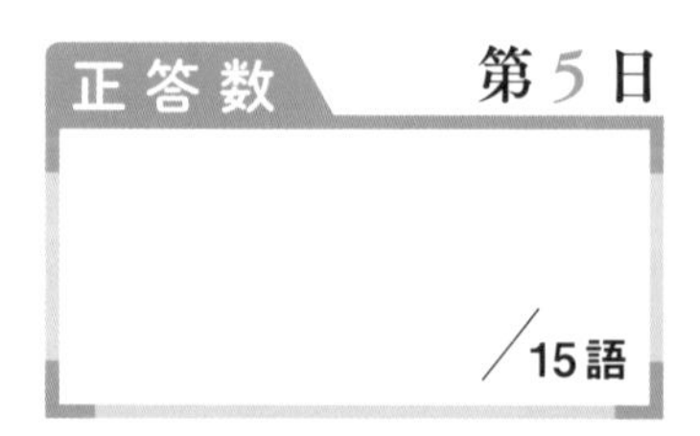

第6日

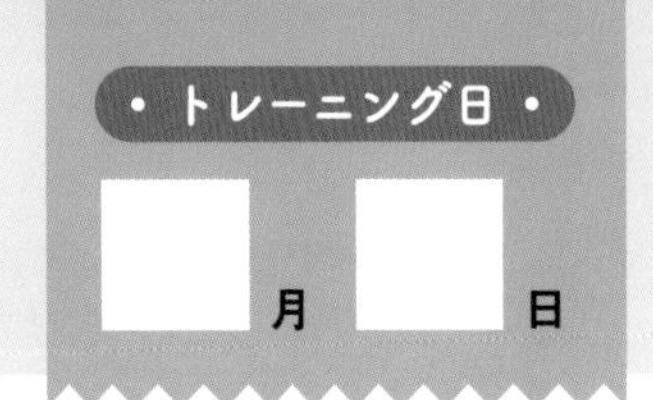

❶ 脳ほぐし

アとヤのみに**30秒間**で斜線をひきましょう。

ア	マ	メ	ヤ	マ	ヤ	ア	メ	ヤ	マ	ア
メ	ヤ	ア	マ	ア	メ	ヤ	マ	ア	メ	マ
マ	メ	ヤ	メ	ヤ	マ	ア	ヤ	メ	マ	メ
ヤ	ア	メ	マ	ア	メ	マ	メ	ア	ヤ	ア

❷ 単語記憶トレーニング

まず、次のことばを、**2分間**でできるだけたくさん覚えます。

ずのう	このは	のぞみ	かんじ	わかれ
えいが	ふうし	とりい	はさみ	かるた
ふうど	かこい	せいぎ	もうふ	めばえ

覚えたことばを、裏のページの解答用紙にできるだけたくさん書きます。
2分間で、覚えたことばを、いくつ思い出すことができますか？

❷ 単語記憶トレーニング

覚えたことばを、**2分間**で［　　］にできるだけ書きましょう。

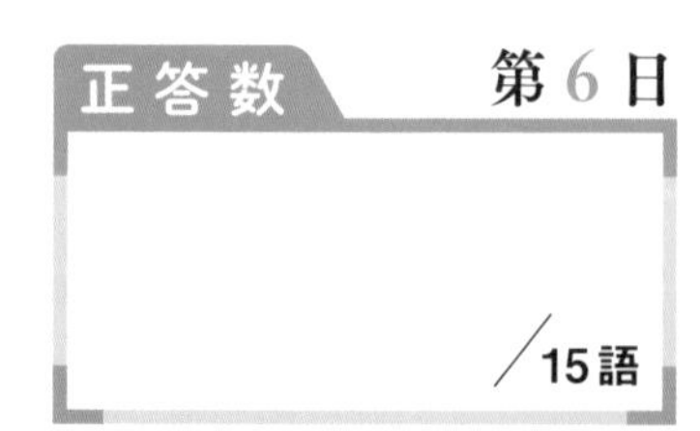

以上で今日のトレーニングは終了です。
お疲れさまでした！

第7日

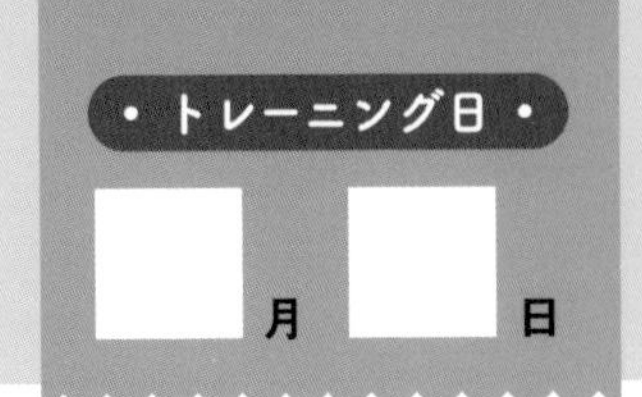

❶ 脳ほぐし

と のみに **30秒間** で斜線をひきましょう。

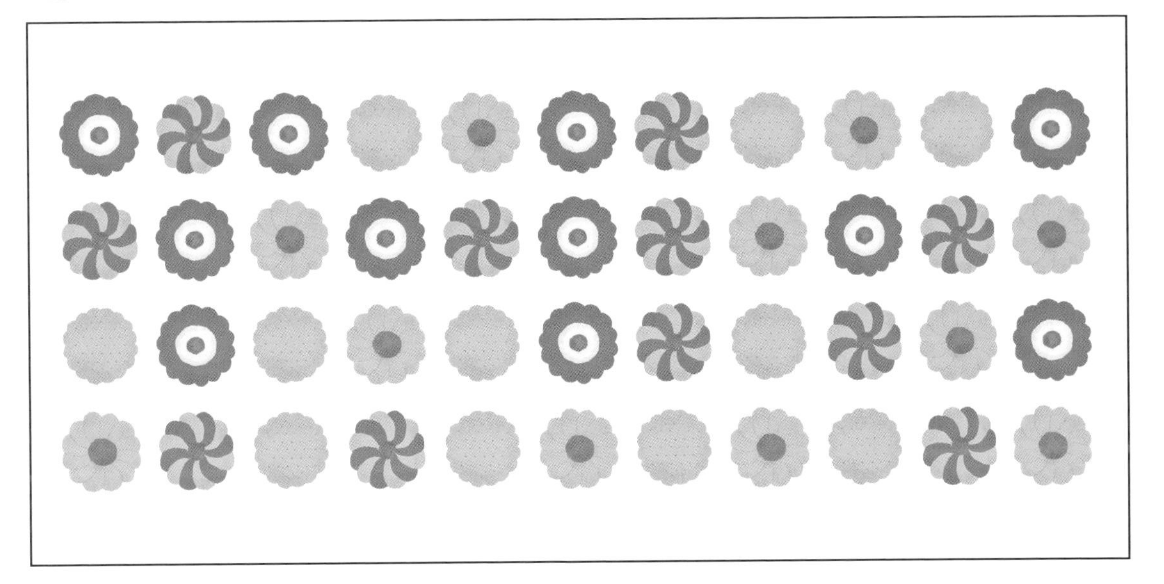

❷ 単語記憶トレーニング

まず、次のことばを、**2分間** でできるだけたくさん覚えます。

あきや	むせん	はがき	いとこ	まくら
おんぱ	めいろ	あかり	さいふ	よこく
てんぐ	めがみ	りふと	きぶん	たたみ

覚えたことばを、裏のページの解答用紙にできるだけたくさん書きます。

2分間 で、覚えたことばを、いくつ思い出すことができますか？

❷ 単語記憶トレーニング

覚えたことばを、**2分間**で□にできるだけ書きましょう。

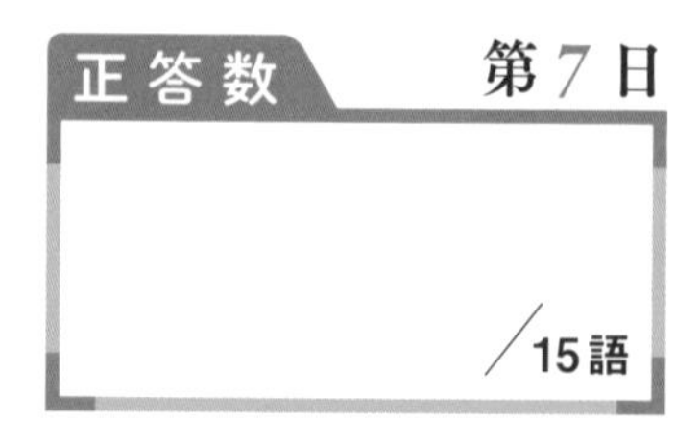

以上で今日のトレーニングは終了です。
お疲れさまでした！

ストループテスト {2}

検査は1回ですが、その前に**【練習】**を行いましょう。
下の**【練習】**の**文字の色**を声に出して、**できる限り速く**言っていきます。文字を読むのではないので、注意しましょう。まちがえたところは、**正しく言い直します**。
（例：**あか**の場合は「**あお**」、**あか**の場合は「**くろ**」、**あか**の場合は「**あか**」と言う。）

【練習】 くろ　あか　きいろ　くろ　あお

「あお、きいろ、あか、くろ、きいろ」と正しく言えましたか。
次に**本番**です。開始時刻を入れて、練習の時のように**文字の色**を読んでいきましょう。
全部終わったら、終了時刻を入れ、かかった時間を出しましょう。

きいろ	くろ	あお	あか	くろ
あか	あお	きいろ	きいろ	あか
きいろ	あか	あか	くろ	くろ
あお	あお	あか	きいろ	くろ
きいろ	あお	きいろ	くろ	あか
あお	あか	あか	あお	あお
あお	あか	きいろ	きいろ	くろ
あか	きいろ	くろ	きいろ	くろ
あお	きいろ	あか	くろ	あお
くろ	あお	くろ	きいろ	きいろ

開始時刻　　分　　秒

終了時刻　　分　　秒

所要時間　　分　　秒

脳が若返る！ 脳トレ習慣❶

「新聞音読」で簡単トレーニング

この本の「脳ほぐし」のように、簡単にできることをできるだけ速く行うことは、脳の回転速度を高めるだけでなく、記憶力や注意能力をはじめ、集中力、判断力、創造力、論理的思考力など、年齢を重ねるごとに失われてしまう能力を、再び向上させる効果があります。

普段のくらしで簡単にできることと言えば、まっ先に「新聞を読む」ことを思い浮かべる方も多いのではないでしょうか。新聞を読むことも、とても効果的なトレーニングになります。

朝、朝刊を開いたら、記事をできるだけ速く読んでみてください。意味を理解しながら読む必要はありません。とにかく速いスピードで読むのです。また、黙読よりも声に出して読む「音読」だとさらに効果的です。一日に2，3分、ひとつかふたつの記事でかまいません。一日のスタートに、ぜひ「新聞音読」を取り入れてみてください。

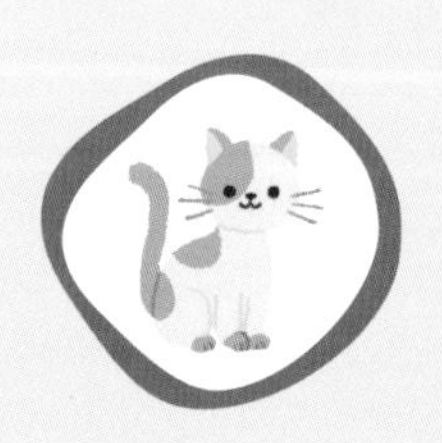
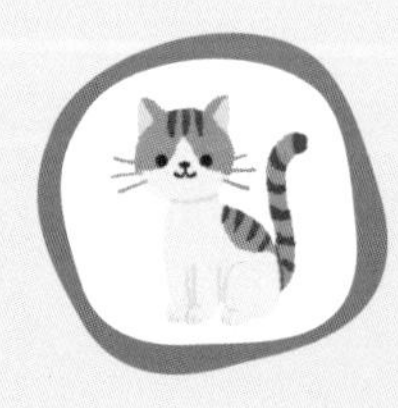

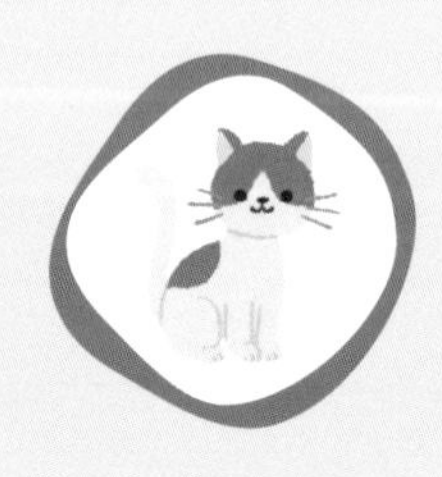
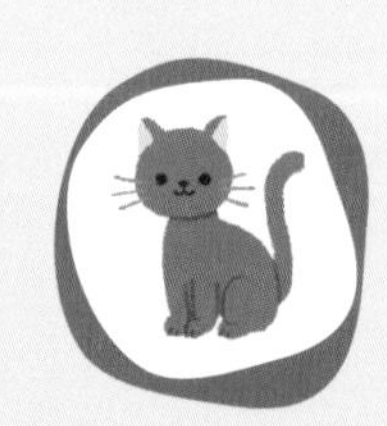

第8日

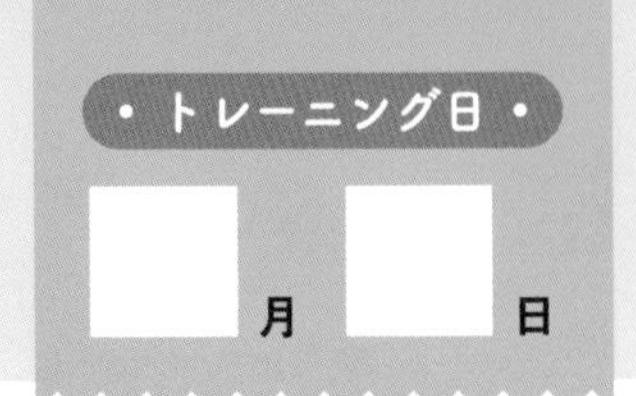

❶ 脳ほぐし

計算問題を、**30秒間**でできるだけ速く解きましょう。（答えは78ページにあります）

9×8=	1+2−3=	8−7+9=
8×3=	7+3−2=	9−6+4=
5×4=	4+6−3=	8−5−2=
7×7=	6+4−1=	9−2−4=
3+7−7=	7−4+2=	6−3−2=

❷ 単語記憶トレーニング

まず、次のことばを、**2分間**でできるだけたくさん覚えます。

くらげ	なまこ	きんめ	いさき	かつお
かさご	さんま	にしん	さわら	おこぜ
いとう	ほっけ	まあじ	きんき	ひらめ
けがに	かじき	いなだ	あなご	じゃこ

覚えたことばを、裏のページの解答用紙にできるだけたくさん書きます。
2分間で、覚えたことばを、いくつ思い出すことができますか？

❷ 単語記憶トレーニング

覚えたことばを、**2分間**で□にできるだけ書きましょう。

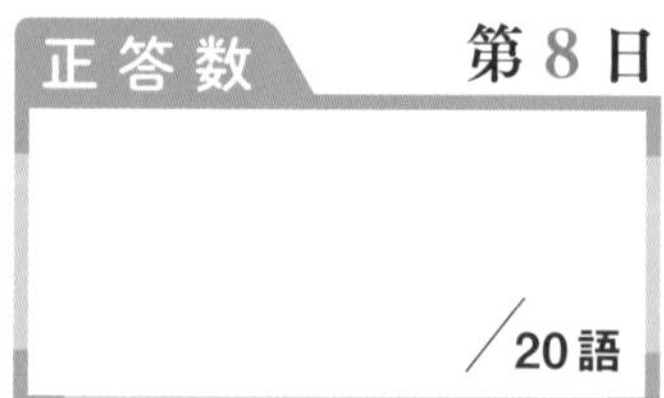

以上で今日のトレーニングは終了です。
お疲れさまでした！

第9日

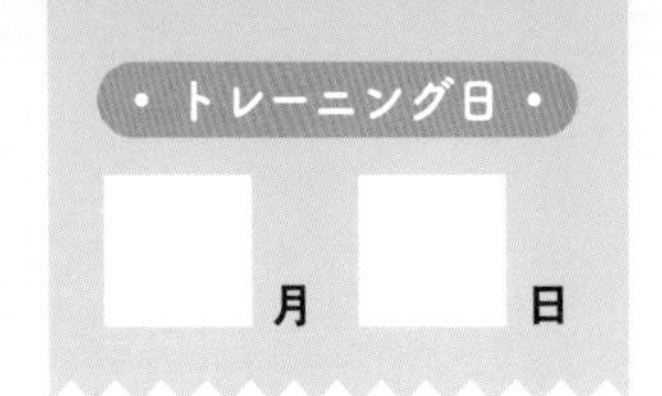

❶ 脳ほぐし

網 と **鋼** のみに **30秒間** で斜線をひきましょう。

網	紺	鋼	納	網	紺	納	鋼	紺	網	納
鋼	網	納	紺	鋼	網	鋼	網	納	紺	鋼
納	紺	鋼	網	納	紺	網	鋼	網	納	紺
紺	鋼	網	納	紺	鋼	納	網	納	紺	鋼

❷ 単語記憶トレーニング

まず、次のことばを、**2分間**でできるだけたくさん覚えます。

しるこ	めんま	すあげ	あられ	とうふ
おはぎ	ぽとふ	ふらい	にまめ	だんご
ぜりい	おじや	おでん	おせち	さらだ
ちまき	なます	つみれ	ぱすた	ぷりん

覚えたことばを、裏のページの解答用紙にできるだけたくさん書きます。
2分間で、覚えたことばを、いくつ思い出すことができますか？

❷ 単語記憶トレーニング

覚えたことばを、**2分間**で［　　］にできるだけ書きましょう。

正答数　　第9日

／20語

以上で今日のトレーニングは終了です。
お疲れさまでした！

第10日

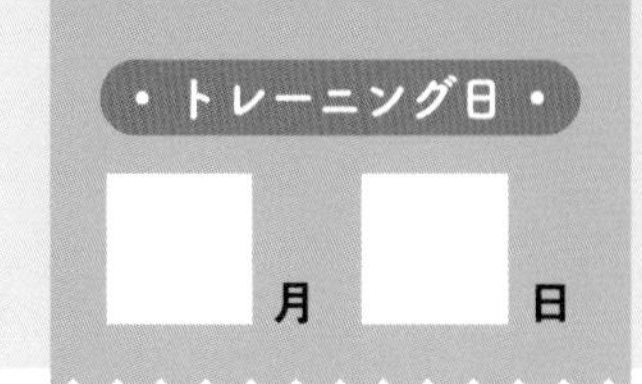

❶ 脳ほぐし

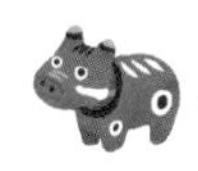と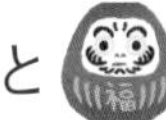のみに**30秒間**で斜線をひきましょう。

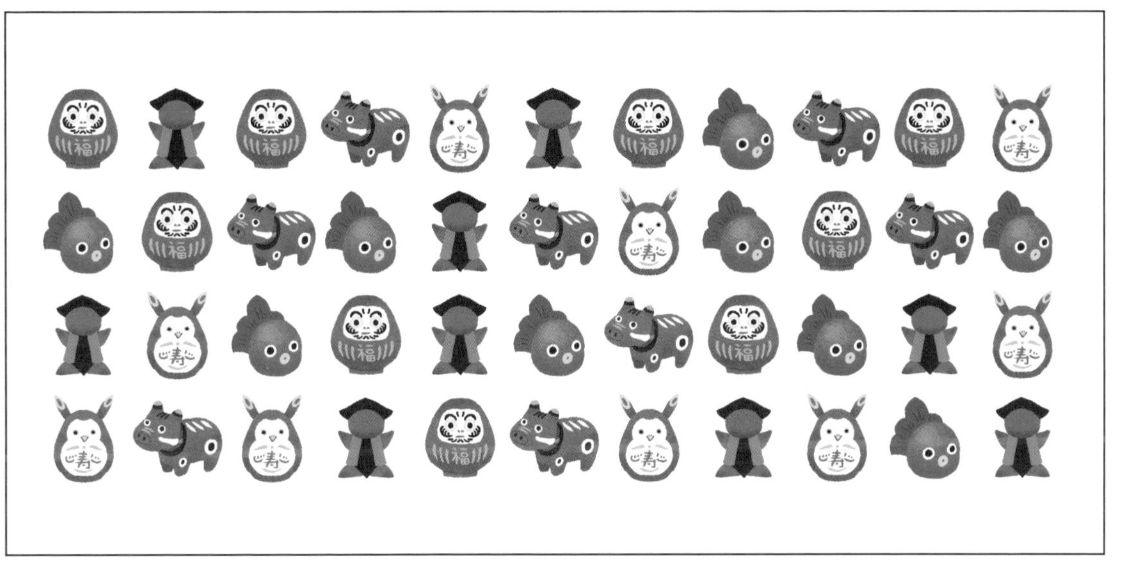

❷ 単語記憶トレーニング

まず、次のことばを、**2分間**でできるだけたくさん覚えます。

さんそ	とんび	えいよ	いふく	じごえ
おみせ	くのう	とんぼ	ぴんく	えほん
かいご	ばいく	くいず	ぼうし	ごぜん
あかじ	ひなた	だるま	おんど	かめら

覚えたことばを、裏のページの解答用紙にできるだけたくさん書きます。
2分間で、覚えたことばを、いくつ思い出すことができますか？

❷ 単語記憶トレーニング

覚えたことばを、**2分間**で□にできるだけ書きましょう。

以上で今日のトレーニングは終了です。
お疲れさまでした！

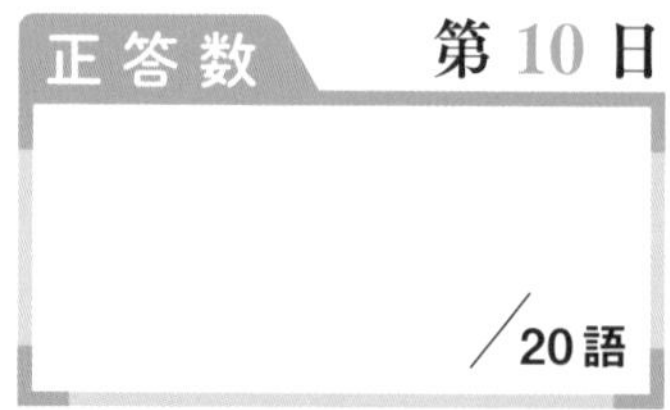

第11日

・トレーニング日・
月　日

❶ 脳ほぐし

計算問題を、**30秒間**でできるだけ速く解きましょう。(答えは78ページにあります)

7×3=	5+9−2=	6−2+7=
9×5=	4+8−1=	8+6−3=
6×4=	9+7−2=	9−1−3=
8×8=	7−2+8=	7−4−2=
7+8−5=	8−3+9=	9−4−2=

❷ 単語記憶トレーニング

まず、次のことばを、**2分間**でできるだけたくさん覚えます。

うずら	つよさ	もみじ	ふあん	おかね
おんぶ	くさり	みらい	いんく	せんど
しばふ	みさき	ひづめ	かぞく	こたつ
ひかり	れんが	まひる	ぴあの	つづき

覚えたことばを、裏のページの解答用紙にできるだけたくさん書きます。
2分間で、覚えたことばを、いくつ思い出すことができますか？

❷ 単語記憶トレーニング

覚えたことばを、**2分間**で□にできるだけ書きましょう。

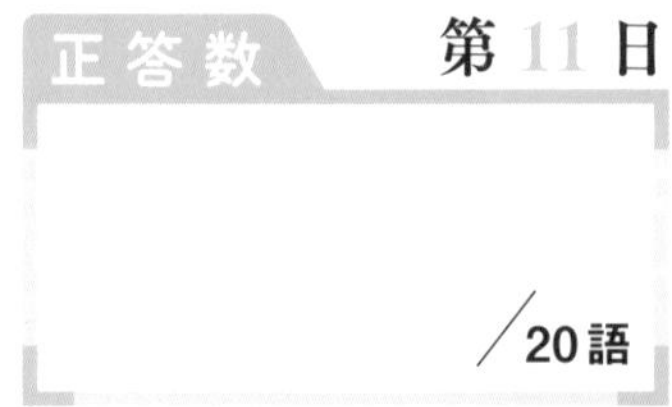

以上で今日のトレーニングは終了です。
お疲れさまでした！

第12日

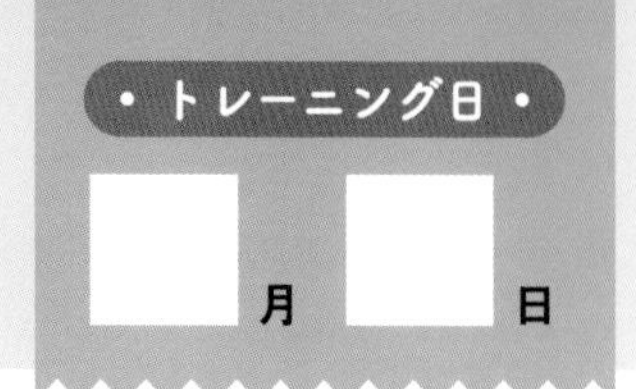

❶ 脳ほぐし

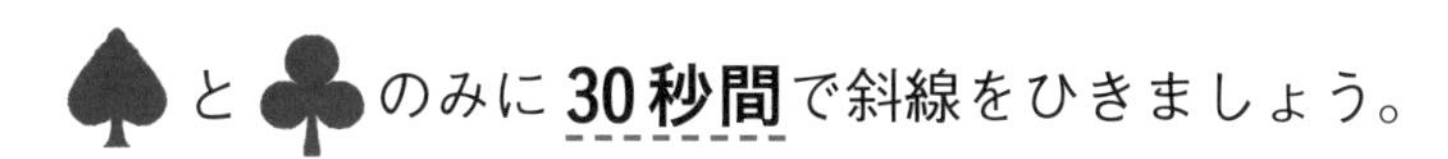

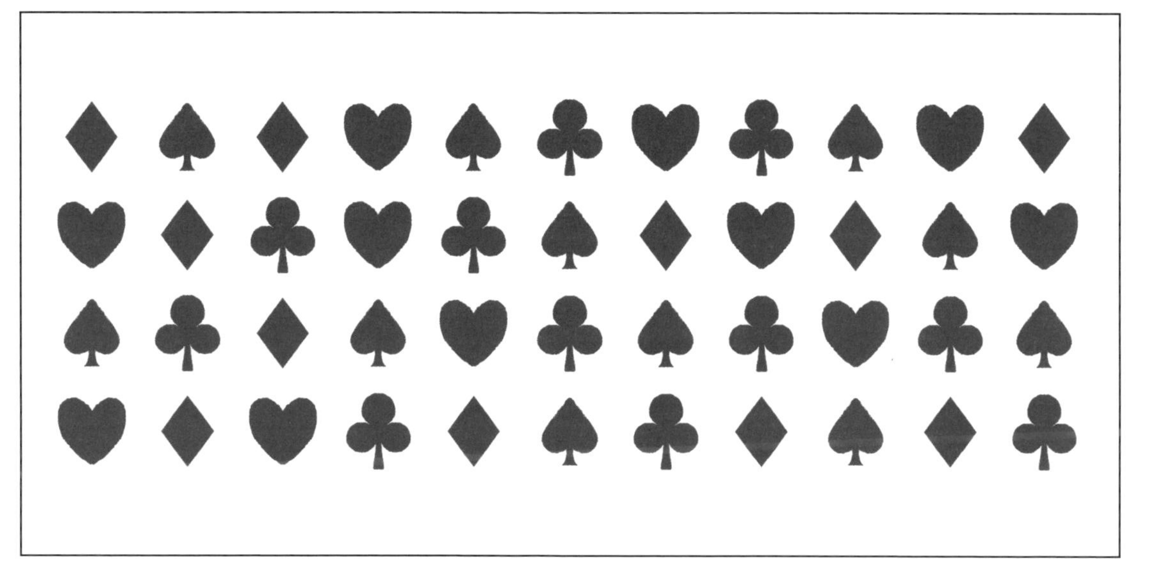

❷ 単語記憶トレーニング

まず、次のことばを、**2分間**でできるだけたくさん覚えます。

ちどり	ねつい	なふだ	おもて	えふで
よはく	すずな	そこう	すすき	ぎせき
こんぶ	きあつ	まふゆ	さかい	きうい
ゆけつ	あぶら	りよう	ほうき	くらぶ

覚えたことばを、裏のページの解答用紙にできるだけたくさん書きます。

2分間で、覚えたことばを、いくつ思い出すことができますか？

❷ 単語記憶トレーニング

覚えたことばを、**2分間**で□にできるだけ書きましょう。

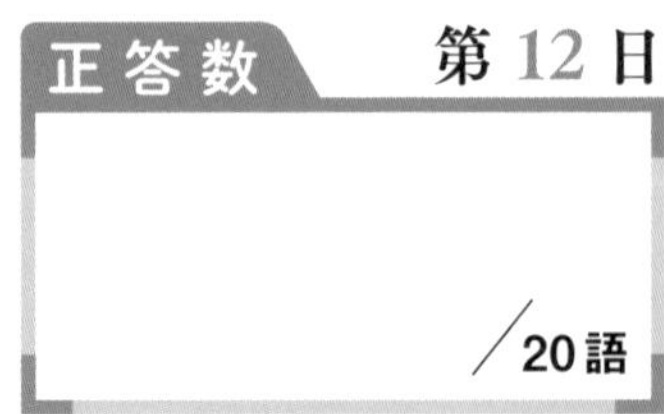

以上で今日のトレーニングは終了です。
お疲れさまでした！

第13日

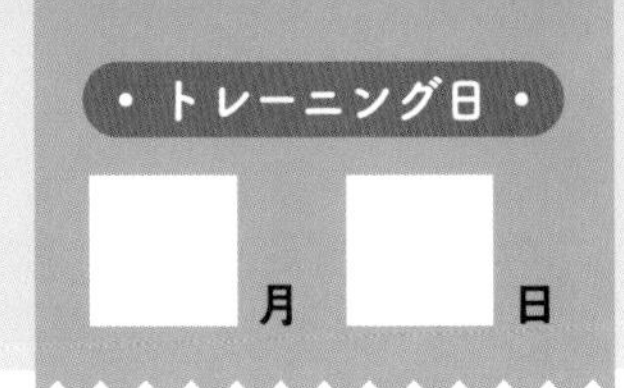

① 脳ほぐし

と のみに **30秒間**で斜線をひきましょう。

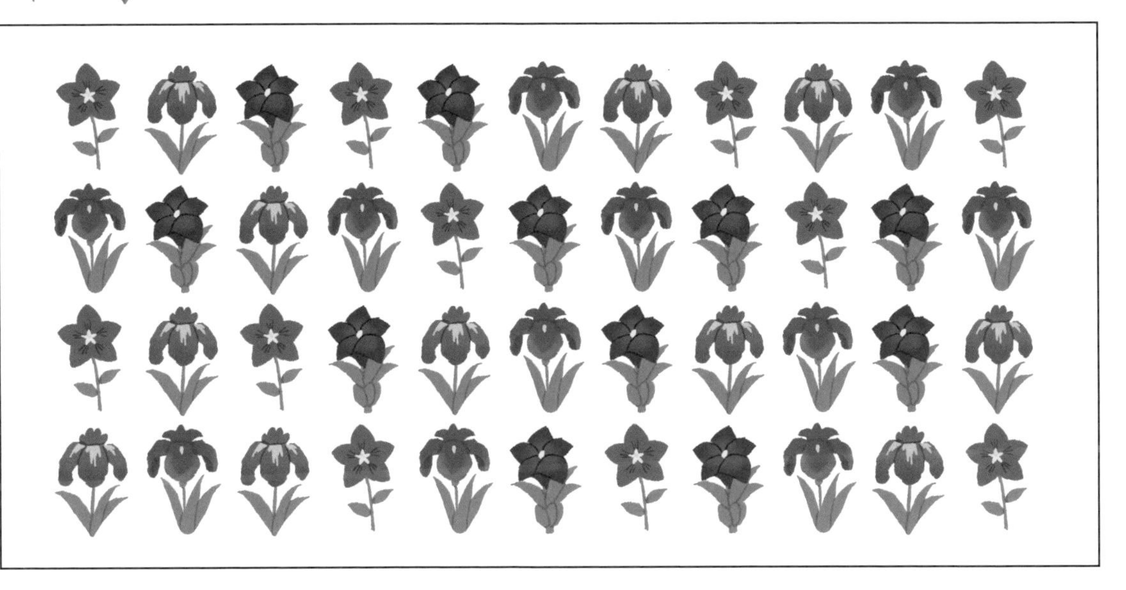

② 単語記憶トレーニング

まず、次のことばを、**2分間**でできるだけたくさん覚えます。

いかだ	おりる	あいす	いみん	つくし
でんき	うちわ	やけど	きこり	はたけ
まんと	たいき	けむり	うりね	ねんど
ほのお	もけい	きせつ	こむぎ	うかい

覚えたことばを、裏のページの解答用紙にできるだけたくさん書きます。
2分間で、覚えたことばを、いくつ思い出すことができますか？

❷ 単語記憶トレーニング

覚えたことばを、**2分間**で＿＿＿にできるだけ書きましょう。

以上で今日のトレーニングは終了です。
お疲れさまでした！

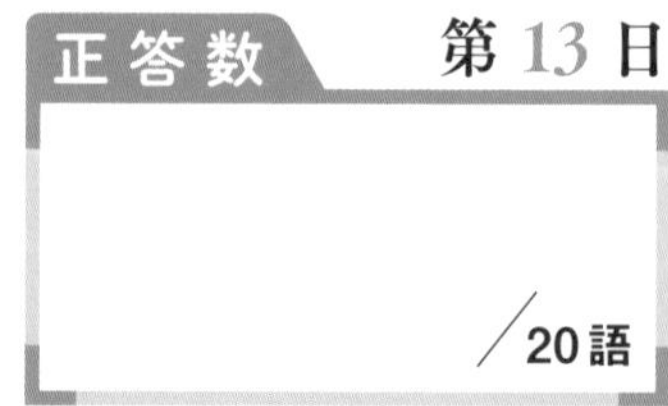

第14日

・トレーニング日・
月　日

❶ 脳ほぐし

計算問題を、**30秒間**でできるだけ速く解きましょう。（答えは78ページにあります）

9×3=	6+9-5=	7-3+5=
8×6=	9+1-2=	6-5+9=
6÷2=	5+7-2=	8-3-3=
4+5-6=	7+2-6=	6-4-2=
8+9-1=	9-1+4=	9-4-4=

❷ 単語記憶トレーニング

まず、次のことばを、**2分間**でできるだけたくさん覚えます。

れもん	かがく	あつぎ	えがら	かいが
ひかげ	からし	とうふ	かえで	ふぶき
こっぷ	へんじ	たまご	でぐち	りぼん
めもり	わかめ	しょく	つくえ	ちしき

覚えたことばを、裏のページの解答用紙にできるだけたくさん書きます。
2分間で、覚えたことばを、いくつ思い出すことができますか？

❷ 単語記憶トレーニング

覚えたことばを、**2分間**で□にできるだけ書きましょう。

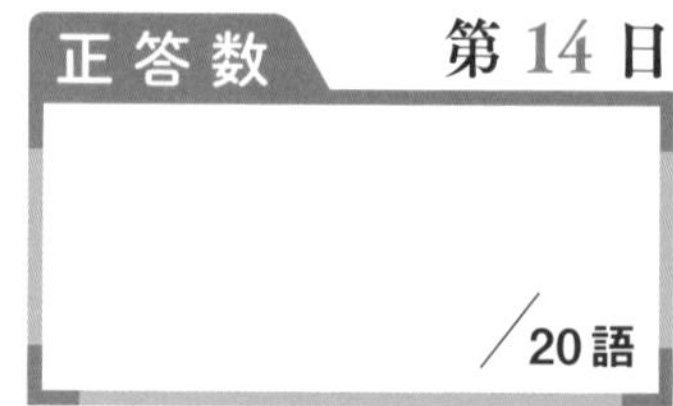

以上で今日のトレーニングは終了です。
お疲れさまでした！

ストループテスト

{3}

検査は1回ですが、その前に【練習】を行いましょう。
下の【練習】の文字の色を声に出して、できる限り速く言っていきます。文字を読むのではないので、注意しましょう。まちがえたところは、正しく言い直します。
（例：あかの場合は「あお」、あかの場合は「くろ」、あかの場合は「あか」と言う。）

【練習】 くろ　あか　きいろ　くろ　あお

「あお、きいろ、あか、くろ、きいろ」と正しく言えましたか。
次に本番です。開始時刻を入れて、練習の時のように文字の色を読んでいきましょう。
全部終わったら、終了時刻を入れ、かかった時間を出しましょう。

あお	あか	きいろ	きいろ	あか
あか	あお	あお	くろ	あか
あお	きいろ	きいろ	あか	あお
くろ	きいろ	くろ	あお	くろ
あか	あお	くろ	きいろ	くろ
あか	あお	きいろ	あか	きいろ
くろ	くろ	きいろ	あお	きいろ
きいろ	あか	くろ	きいろ	くろ
あか	くろ	あお	くろ	あお
あお	あお	あか	あお	あお

開始時刻

＿＿分＿＿秒

終了時刻

＿＿分＿＿秒

所要時間

＿＿分＿＿秒

脳が若返る! 脳トレ習慣❷

料理をすると、脳がたくさん働きます

脳の良いトレーニング法のひとつに「料理」があります。料理の献立の「プランをたてる」、野菜を包丁で「切る」、魚介と野菜を「炒める」、「料理を盛りつける」など、あらゆる場面で脳はとても働きます。

普段料理をされていない方などは、無理のないところから、ご自分の食事のしたくをすることを始めてみてはいかがでしょうか。それだけでもワーキングメモリーのトレーニングになります。また、普段料理をされている方でも、これまでに作ったことのない新しいレシピに挑戦することで、ワーキングメモリーのトレーニングができます。

料理を作る習慣は、脳の若さを保つことに直接つながります。また、脳のトレーニングを行うのは午前中がベストです。朝食をしっかり作って食べるのは、脳にも体にもたいへん良いことなのです。

第15日

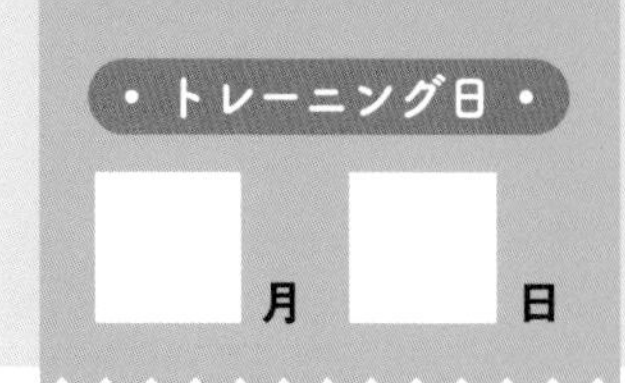

❶ 脳ほぐし

薄と博のみに30秒間で斜線をひきましょう。

薄	凄	博	傅	凄	薄	傅	博	薄	凄	傅
傅	博	薄	凄	傅	博	凄	傅	博	薄	博
凄	薄	博	薄	凄	傅	薄	凄	傅	博	薄
博	傅	凄	博	薄	凄	傅	薄	凄	傅	博

❷ 単語記憶トレーニング

まず、次のことばを、2分間でできるだけたくさん覚えます。

いるい	しあい	こはく	くらし	うるし
ぎもん	まりも	のうむ	ねがお	いのち
わけぎ	あいて	こうら	よぼう	おいる
いかり	なまず	むよく	めがね	こうち

覚えたことばを、裏のページの解答用紙にできるだけたくさん書きます。
2分間で、覚えたことばを、いくつ思い出すことができますか？

❷ 単語記憶トレーニング

覚えたことばを、**2分間**で＿＿＿にできるだけ書きましょう。

正答数 第15日

／20語

以上で今日のトレーニングは終了です。
お疲れさまでした！

第16日

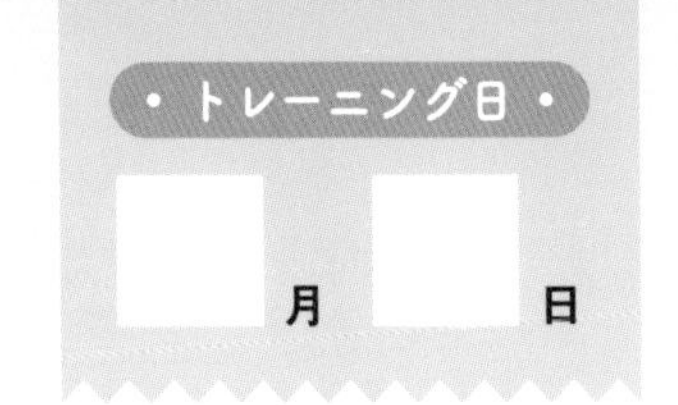

❶ 脳ほぐし

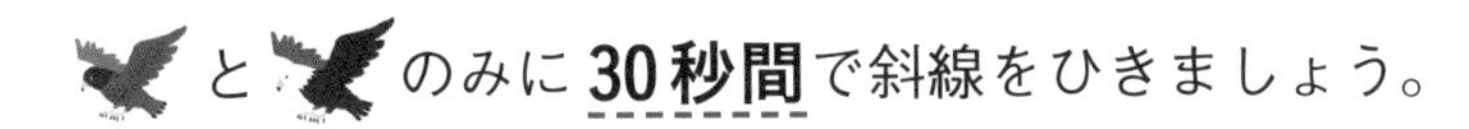
と　のみに **30秒間** で斜線をひきましょう。

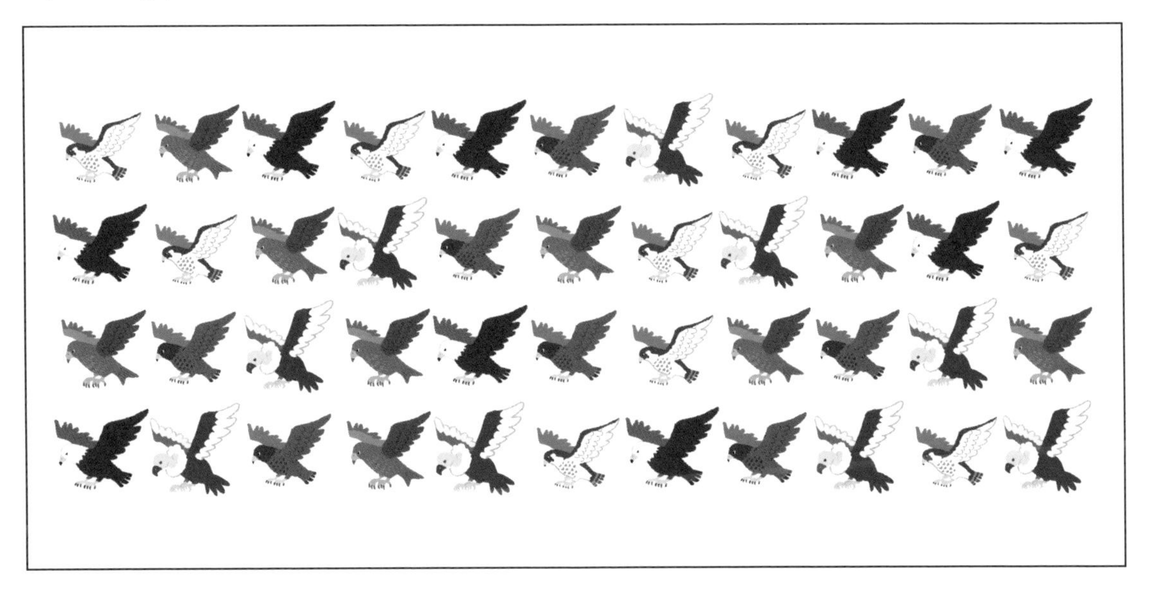

❷ 単語記憶トレーニング

まず、次のことばを、**2分間** でできるだけたくさん覚えます。

ぽんぷ	べんり	えきす	おばけ	ほたる
らんち	みつば	のっく	おちば	ことば
たわし	よなか	けいと	かたち	すいか
あらし	らじお	さいん	くるま	ちいき

覚えたことばを、裏のページの解答用紙にできるだけたくさん書きます。

2分間 で、覚えたことばを、いくつ思い出すことができますか？

❷ 単語記憶トレーニング

覚えたことばを、**2分間**で［　　］にできるだけ書きましょう。

正答数　第16日

／20語

以上で今日のトレーニングは終了です。
お疲れさまでした！

第17日

・トレーニング日・
月　日

❶ 脳ほぐし

計算問題を、**30秒間**でできるだけ速く解きましょう。(答えは78ページにあります)

6×6=	7+6-2=	7-2+6=
7×4=	6+4-2=	6-5+7=
9÷3=	5+10-4=	18-4-2=
1+7-4=	8+2-3=	16-2-1=
4+2-3=	9-1+4=	17-5-2=

❷ 単語記憶トレーニング

まず、次のことばを、**2分間**でできるだけたくさん覚えます。

いくら	あさぎ	だいず	くもり	えがお
わごん	かびん	せいざ	おどり	おとり
ひぐれ	さしず	えぼし	らいむ	ほんき
ふもと	じょし	けじめ	ゆびわ	くすり

覚えたことばを、裏のページの解答用紙にできるだけたくさん書きます。

2分間で、覚えたことばを、いくつ思い出すことができますか？

❷ 単語記憶トレーニング

覚えたことばを、**2分間**で☐にできるだけ書きましょう。

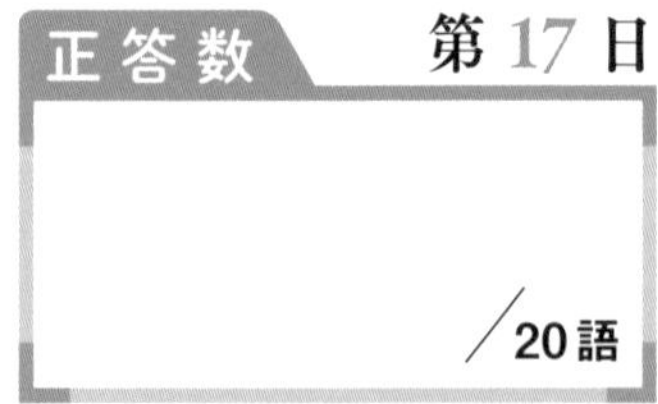

以上で今日のトレーニングは終了です。
お疲れさまでした！

第18日

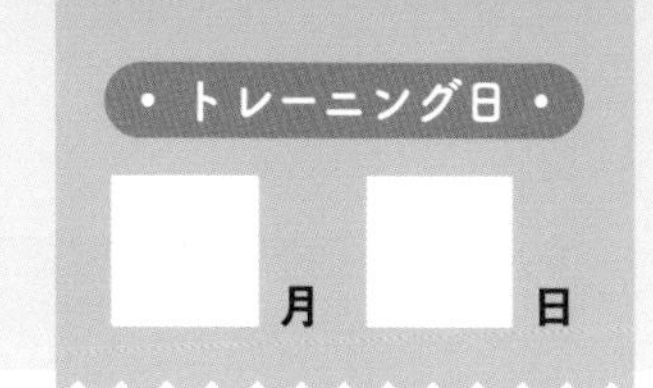

❶ 脳ほぐし

萩と**莉**のみに**30秒間**で斜線をひきましょう。

萩	萌	薙	荻	茨	莉	萩	薙	荻	茨	莉	萌	萩	荻
莉	荻	莉	薙	萌	荻	茨	萩	薙	萌	茨	薙	莉	茨
薙	茨	萩	莉	茨	萌	荻	茨	萌	荻	薙	莉	萌	萩
萌	萩	萌	茨	荻	薙	萩	莉	薙	萩	荻	茨	薙	萌

❷ 単語記憶トレーニング

まず、次のことばを、**2分間**でできるだけたくさん覚えます。

ふきん	おとそ	あいだ	おおば	きもの
そうじ	こじん	たきび	ゆうひ	みどり
けらい	へきが	しかく	やまめ	つきよ
どうぐ	なんぶ	めだる	じだい	ころも

覚えたことばを、裏のページの解答用紙にできるだけたくさん書きます。
2分間で、覚えたことばを、いくつ思い出すことができますか？

❷ 単語記憶トレーニング

覚えたことばを、**2分間**で□にできるだけ書きましょう。

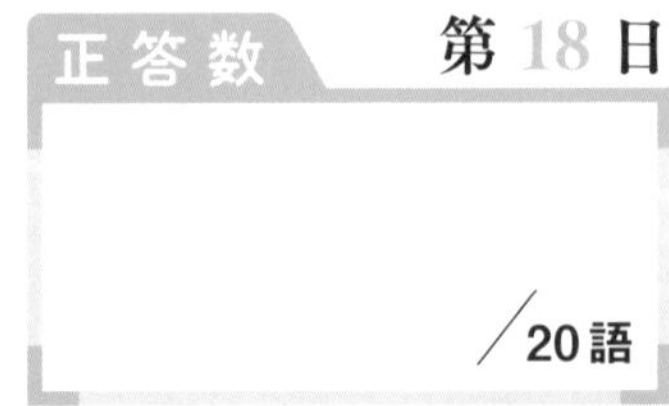

以上で今日のトレーニングは終了です。
お疲れさまでした！

第19日

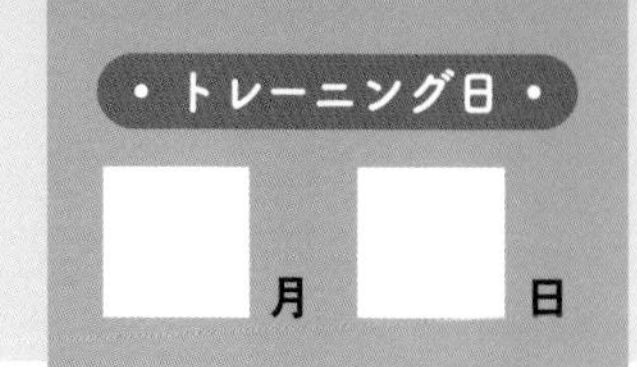

❶ 脳ほぐし

と　のみに**30秒間**で斜線をひきましょう。

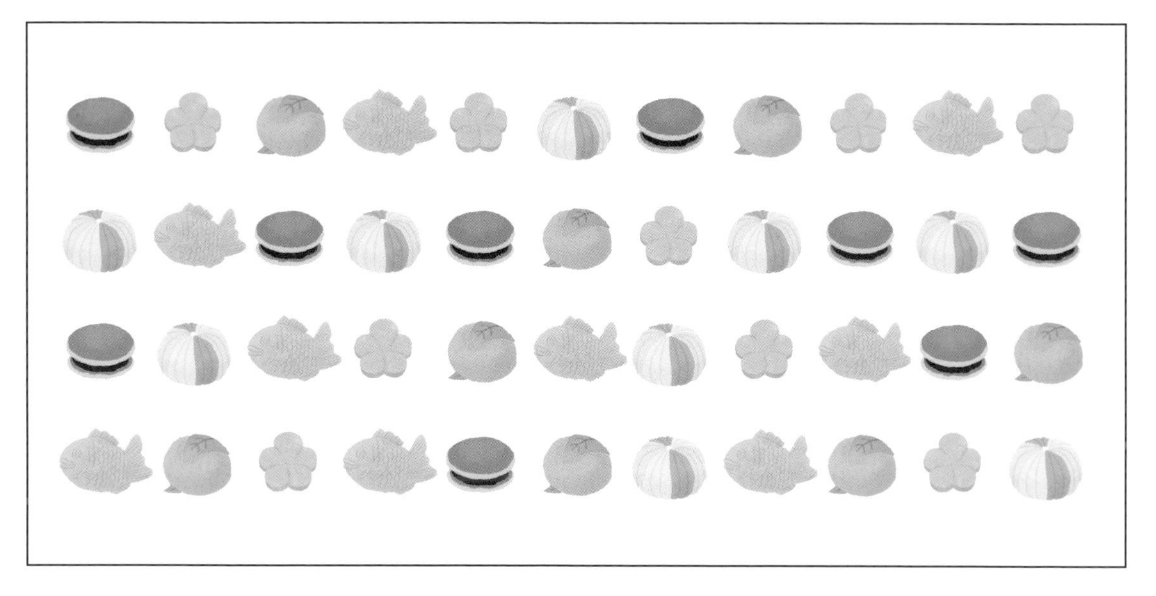

❷ 単語記憶トレーニング

まず、次のことばを、**2分間**でできるだけたくさん覚えます。

ひので	よもぎ	じんち	ひたい	とうじ
さんご	ひなん	さつき	もえぎ	ぼうる
ぎせい	はなび	さんば	とまと	みかた
いわし	わらい	ぱんこ	たにん	めろん

覚えたことばを、裏のページの解答用紙にできるだけたくさん書きます。
2分間で、覚えたことばを、いくつ思い出すことができますか？

❷ 単語記憶トレーニング

覚えたことばを、**2分間**で［　　］にできるだけ書きましょう。

以上で今日のトレーニングは終了です。
お疲れさまでした！

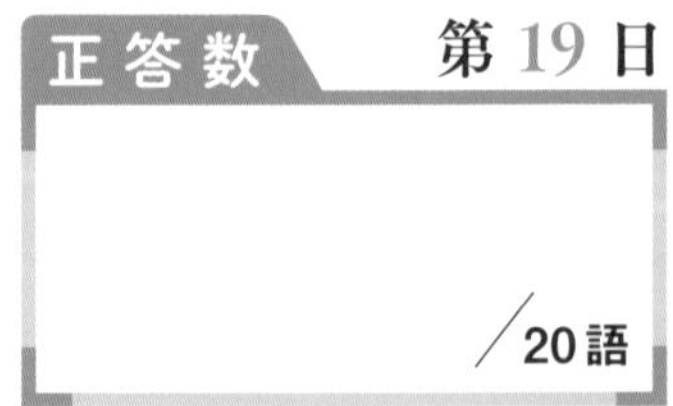

第20日

・トレーニング日・

月　日

❶ 脳ほぐし

計算問題を、**30秒間**でできるだけ速く解きましょう。（答えは78ページにあります）

5×3=	8+6-1=	7-5+3=
7×6=	5+2-3=	8-8+7=
8÷4=	3+4-5=	7-2-1=
2+3-4=	6+8-3=	9-2-6=
4+5-9=	6-3+5=	6-1-1=

❷ 単語記憶トレーニング

まず、次のことばを、**2分間**でできるだけたくさん覚えます。

いくさ	なずな	よかん	でんわ	たらこ
きのこ	とさか	かたな	えもの	のぼり
へいや	しこん	ざくろ	よふけ	せいふ
きぼう	ちくわ	あゆみ	わさび	まえば

覚えたことばを、裏のページの解答用紙にできるだけたくさん書きます。

2分間で、覚えたことばを、いくつ思い出すことができますか？

❷ 単語記憶トレーニング

覚えたことばを、**2分間**で□にできるだけ書きましょう。

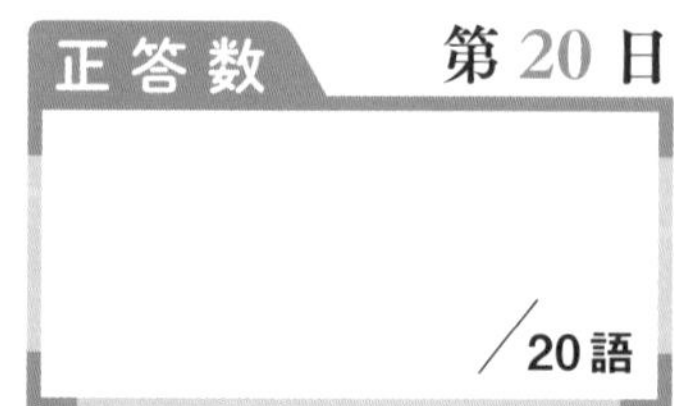

以上で今日のトレーニングは終了です。
お疲れさまでした！

第21日

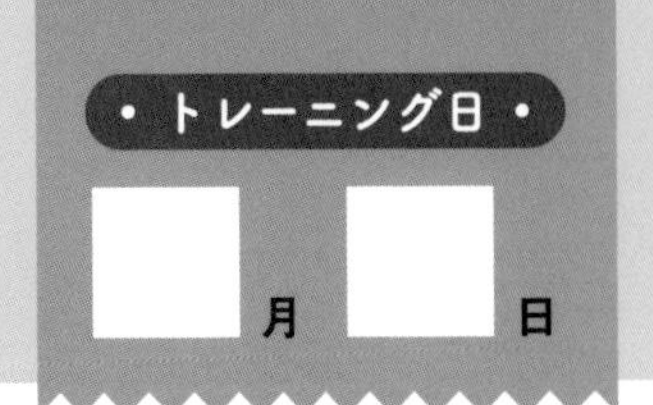

① 脳ほぐし

緑と縁のみに**30秒間**で斜線をひきましょう。

緑 禄 縁 録 緑 禄 録 縁 禄 緑 録 縁 緑 禄

録 縁 緑 禄 録 縁 緑 録 縁 禄 緑 禄 録 緑

禄 緑 録 縁 緑 禄 録 縁 緑 禄 縁 録 縁 禄

縁 録 禄 緑 縁 録 禄 緑 縁 録 禄 緑 録 縁

② 単語記憶トレーニング

まず、次のことばを、**2分間**でできるだけたくさん覚えます。

たかな	りりく	つばめ	きもち	めばち
すいり	おんな	あくび	すいか	さむさ
まんが	ひいろ	こおり	らいと	まつげ
みなみ	すうじ	きのう	ぴあの	むかし

覚えたことばを、裏のページの解答用紙にできるだけたくさん書きます。

2分間で、覚えたことばを、いくつ思い出すことができますか？

❷ 単語記憶トレーニング

覚えたことばを、**2分間**で　　　　にできるだけ書きましょう。

以上で今日のトレーニングは終了です。
お疲れさまでした！

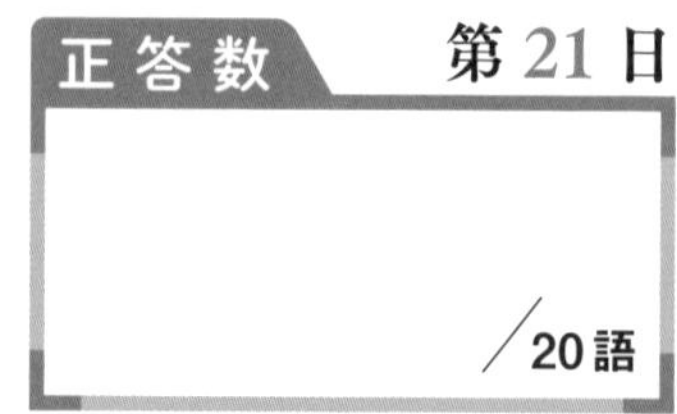

郵便はがき

恐れ入りますが、
切手を
お貼りください。

141-8488

東京都品川区東五反田2-10-2
東五反田スクエア 11F
（株）くもん出版
お客さま係 行

フリガナ	
お名前	
ご住所	〒□□□-□□□□ 都道府県 区市郡
ご連絡先	TEL （ ）
Eメール	@

きりとり線

『お客さまアンケート』ご協力のお願い

弊社では、商品･サービス開発の参考のため、「お客さまアンケート」を実施しております。本商品に関する率直なご意見･ご感想をぜひお聞かせください。

※Web回答（抽選で図書カードをプレゼント）もできます。
詳しくは本書巻末をご覧ください。

『お客さまアンケート』個人情報保護について

『お客さまアンケート』にご記入いただいたお客さまの個人情報は、以下の目的にのみ使用し、他の目的には一切使用致しません。
①弊社内での商品企画の参考にさせていただくため
②アンケートで「弊社よりお話を伺ってもよい」とご回答された方へのご連絡のため

なお、お客さまの個人情報の訂正・削除につきましては、下記の窓口までお申し付けください。

くもん出版お客さま係
東京都品川区東五反田2-10-2 東五反田スクエア 11F
0120-373-415（受付時間 月～金 10:00～12:00/13:30～17:00 祝日除く）
E-mail info@kumonshuppan.com ※受付時間は変わることがあります。

くもん出版の商品について お知りになりたいお客さまへ

くもん出版では、乳幼児・幼児向けの玩具・絵本・ドリルから、小中学生向けの児童書・学習参考書、一般向けの教育書や大人のドリルまで、幅広い商品ラインナップを取り揃えております。詳しくお知りになりたいお客さまは、ウェブサイトをご覧ください。

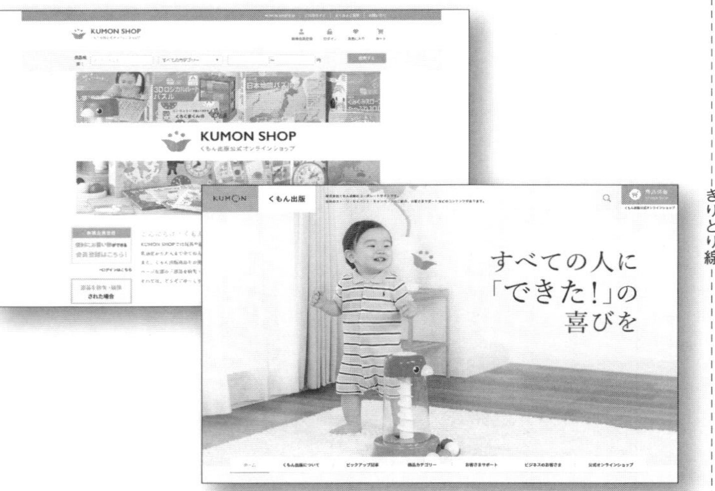

くもん出版ウェブサイト　https://www.kumonshuppan.com/

くもん出版　検 索

くもん出版直営の通信販売サイトもございます。

Kumon shop：Kumon shop　検 索

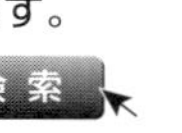

きりとり線

34244　「脳ほぐし」と「単語記憶」で記憶力を鍛える60日

年齢	（歳）	性別	男／女	お買い上げの年月	年　　月
お買い上げの書店名					

この商品についてのご意見、ご感想をお聞かせください。

Q1 内容面では、いかがでしたか？
　1. 期待以上　2. 期待どおり　3. どちらともいえない
　4. 期待はずれ　5. まったく期待はずれ

Q2 それでは、価格的にみて、いかがでしたか？
　1. 十分見合っている　2. 見合っている　3. どちらともいえない
　4. 見合っていない　5. まったく見合っていない

Q3 この本のことは、何で知りましたか？
　1. 広告を見て　2. 書評・紹介記事で　3. 人からすすめられて
　4. 書店で見て　5. その他（　　　　）

Q4 この本をどなたが選びましたか？（　　　　）

Q5 この本の内容についてお聞きします。
　①「脳ほぐし」の難易度はどうでしたか？
　1. 難しすぎた　2. ちょうどよかった　3. やさしすぎた
　理由（　　　　）
　②「単語記憶」の難易度はどうでしたか？
　1. 難しすぎた　2. ちょうどよかった　3. やさしすぎた
　理由（　　　　）
　③単語記憶の語数の変化は？
　1. 増えた　2. 変化なし　3. 減った
　④ストループテストの時間の変化は？
　1. 速くなった　2. 変化なし　3. 遅くなった

Q6 今後、このトレーニングを続けるとしたら、どのような商品をご希望ですか？
　1. 今の内容と同じもの　2. 今よりやさしいもの　3. 今より難しいもの
　内容（　　　　）

Q7 本を使い終えた感想やご自身の記録を、今後の企画や宣伝・広告などにご活用させていただくことはできますか？
　1. 弊社より電話や手紙でお話を伺ってもよい
　2. ハガキの感想は使ってもよい
　3. 情報提供には応じたくない

ご協力、どうもありがとうございました。

ストループテスト {4}

検査は１回ですが、その前に**【練習】**を行いましょう。
下の**【練習】**の**文字の色**を声に出して、**できる限り速く**言っていきます。文字を読むのではないので、注意しましょう。まちがえたところは、**正しく言い直します**。
（例：**あか**の場合は「**あお**」、**あか**の場合は「**くろ**」、**あか**の場合は「**あか**」と言う。）

【練習】 くろ　あか　きいろ　くろ　あお

「あお、きいろ、あか、くろ、きいろ」と正しく言えましたか。
次に**本番**です。開始時刻を入れて、練習の時のように**文字の色**を読んでいきましょう。
全部終わったら、終了時刻を入れ、かかった時間を出しましょう。

きいろ	くろ	きいろ	きいろ	あお
きいろ	きいろ	あお	あお	きいろ
くろ	あか	あお	きいろ	あお
くろ	あか	くろ	きいろ	くろ
あか	くろ	あか	くろ	あお
きいろ	くろ	あお	あお	くろ
あお	あか	あお	きいろ	あか
きいろ	あか	くろ	あお	きいろ
くろ	くろ	あか	あか	きいろ
あか	あお	あか	くろ	あか

開始時刻　　分　　秒

終了時刻　　分　　秒

所要時間　　分　　秒

脳が若返る！ 脳トレ習慣❸

脳トレは有酸素運動とセットで

ウォーキングや軽めのランニングのような、ある程度の時間継続して行う運動を「有酸素運動」といいます。これまでの研究の結果、有酸素運動に認知症を予防する効果があることが明らかになっています。

机に向かい、この本を使ってトレーニングをした後は、天気が良ければ外に出て、少し早足で散歩をしてみてください。これは脳を鍛え､認知症を予防するという点でたいへん有益です。また、そうした有酸素運動をした後にこの本を使っていただくことでも、より脳が活性化しやすくなります。家に閉じこもりがちな生活を続けていると、気持ちもふさぎがちになってしまいます。有酸素運動には手軽に始められるものが多いので、運動のために一歩外に出てみることを心掛けてみると良いでしょう。本を使ったトレーニングと有酸素運動を上手に組み合わせることで､豊かで楽しい脳トレ習慣づくりをめざしてみてください。

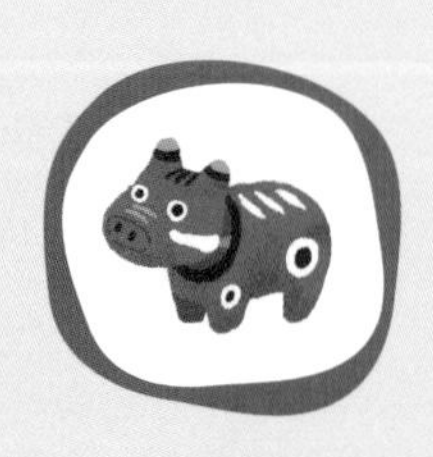

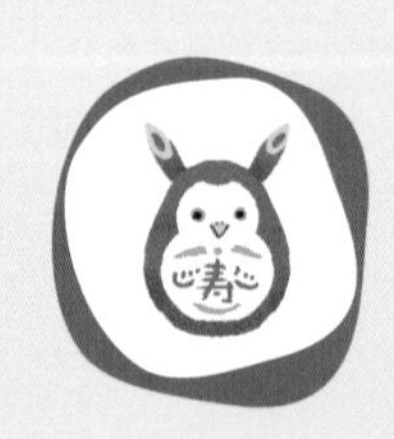

第22日

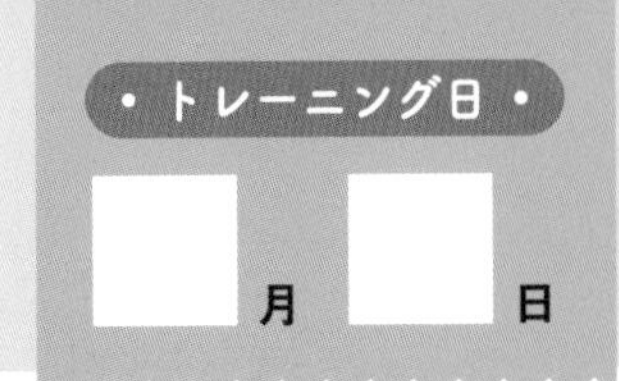

❶ 脳ほぐし

と のみに **30秒間** で斜線をひきましょう。

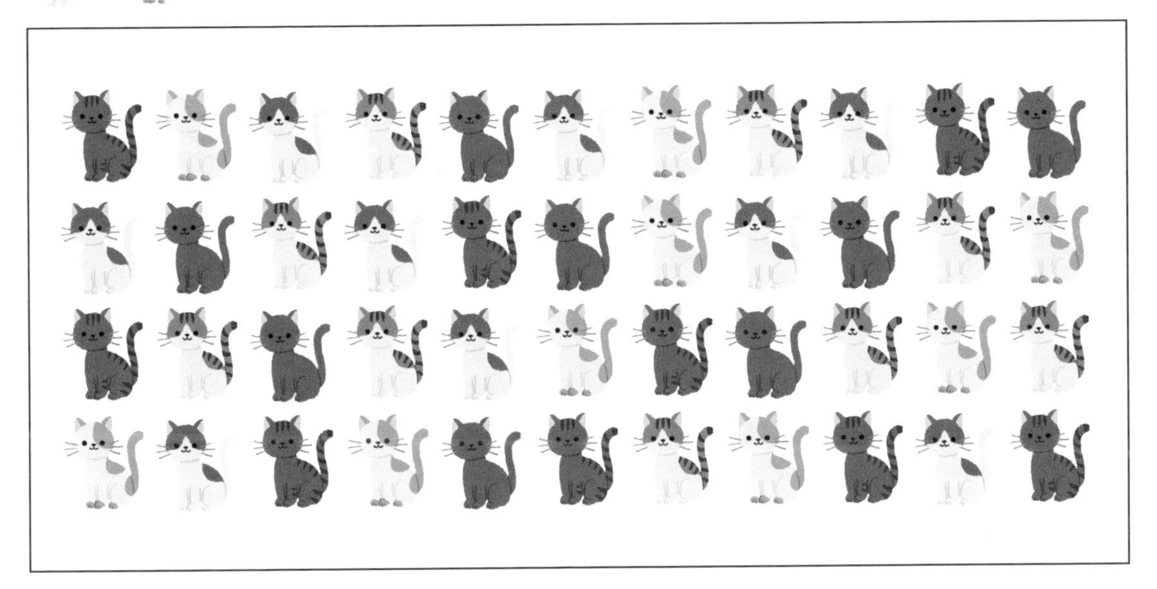

❷ 単語記憶トレーニング

まず、次のことばを、**2分間** でできるだけたくさん覚えます。

あうと	おなご	きぼう	ぱせり	らいち
さざえ	のうち	いんこ	しあん	けんか
せんす	あまど	おんし	にくや	えくぼ
あいず	へいさ	やっつ	ぶるう	かすみ

覚えたことばを、裏のページの解答用紙にできるだけたくさん書きます。
2分間 で、覚えたことばを、いくつ思い出すことができますか？

❷ 単語記憶トレーニング

覚えたことばを、**2分間**で ☐ にできるだけ書きましょう。

正答数　　　　第22日

／20語

以上で今日のトレーニングは終了です。
お疲れさまでした！

第23日

・トレーニング日・

月　日

❶ 脳ほぐし

計算問題を、**30秒間**でできるだけ速く解きましょう。(答えは78ページにあります)

7×5=	9+4-5=	9-3+8=
9×4=	7+2-1=	7-6+1=
8÷2=	6+6-3=	9-7+3=
3+7-2=	5+6-7=	6×4÷2=
2+5-6=	6-4+8=	4×9÷6=

❷ 単語記憶トレーニング

まず、次のことばを、**2分間**でできるだけたくさん覚えます。

せいぶ	からす	したく	まゆげ	じつわ
ほんや	うわさ	いんく	いけん	しいる
ちほう	どらむ	ふうう	ふくろ	さいじ
まぐろ	れっど	あんず	がいや	みっつ

覚えたことばを、裏のページの解答用紙にできるだけたくさん書きます。

2分間で、覚えたことばを、いくつ思い出すことができますか？

❷ 単語記憶トレーニング

覚えたことばを、**2分間**で［　　］にできるだけ書きましょう。

以上で今日のトレーニングは終了です。
お疲れさまでした！

正答数　　第23日

／20語

第24日

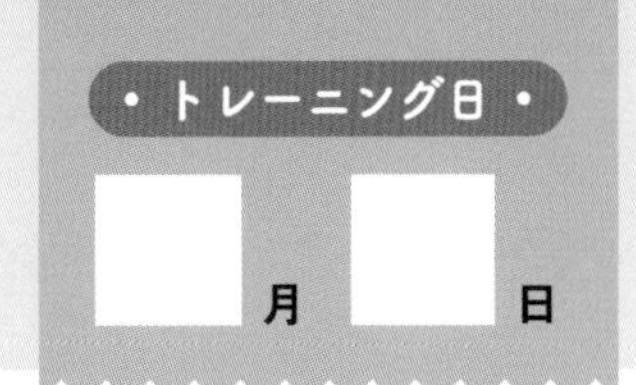

❶ 脳ほぐし

織と**職**のみに**30秒間**で斜線をひきましょう。

織	職	熾	識	職	熾	織	識	熾	職	織
識	織	職	熾	識	織	熾	職	識	織	熾
熾	職	識	織	職	熾	識	織	職	熾	職
職	識	織	職	熾	識	織	識	熾	織	識

❷ 単語記憶トレーニング

まず、次のことばを、**2分間**でできるだけたくさん覚えます。

おこわ	きぜつ	すもも	せいり	よっつ
のはら	あひる	あした	やえば	のんき
はなや	よやく	ぶらし	ひっと	まぐま
せぴあ	がっき	ふまん	だいす	しせい

覚えたことばを、裏のページの解答用紙にできるだけたくさん書きます。
2分間で、覚えたことばを、いくつ思い出すことができますか？

❷ 単語記憶トレーニング

覚えたことばを、**2分間**で□にできるだけ書きましょう。

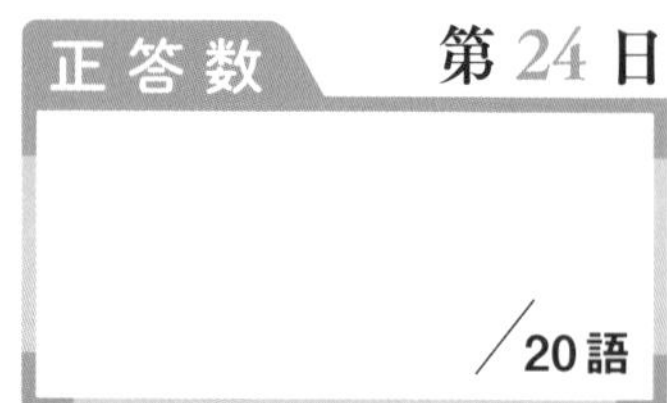

以上で今日のトレーニングは終了です。
お疲れさまでした！

第25日

・トレーニング日・ 月 日

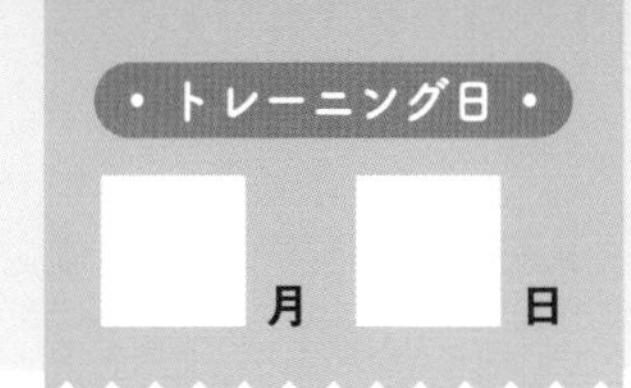

❶ 脳ほぐし

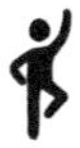

 と のみに **30秒間** で斜線をひきましょう。

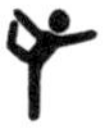

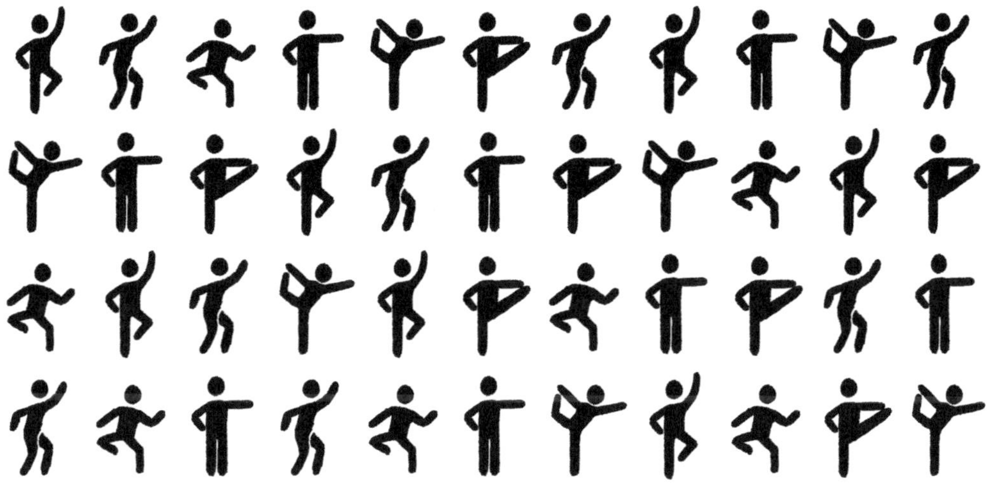

❷ 単語記憶トレーニング

まず、次のことばを、**2分間** でできるだけたくさん覚えます。

よあけ	およぎ	やなぎ	いちご	かくご
ななつ	だがし	すいじ	ひがし	あかね
てがら	らっぱ	てんし	ぬまち	うなじ
どりあ	ひよこ	うがい	がいど	みりん

覚えたことばを、裏のページの解答用紙にできるだけたくさん書きます。

2分間 で、覚えたことばを、いくつ思い出すことができますか？

❷ 単語記憶トレーニング

覚えたことばを、**2分間**で［　　］にできるだけ書きましょう。

正答数　　第25日

／20語

以上で今日のトレーニングは終了です。
お疲れさまでした！

第26日

・トレーニング日・

月　日

❶ 脳ほぐし

計算問題を、**30秒間**でできるだけ速く解きましょう。(答えは78ページにあります)

8+8-3=	6+7-8=	7-4+9=
2+6-1=	4+8-3=	9-3+6=
3+9-2=	7+5-4=	7×4÷2=
7+8-6=	9-2+3=	8×2÷4=
9+4-8=	8-2+9=	4÷2×9=

❷ 単語記憶トレーニング

まず、次のことばを、**2分間**でできるだけたくさん覚えます。

おうむ	きこく	おとめ	うまみ	あたま
せのび	あさひ	こころ	ぽぷら	のろし
すぶた	えんじ	みかん	れふと	やおや
ほとり	ひとつ	ぜんや	ぺんき	すがた

覚えたことばを、裏のページの解答用紙にできるだけたくさん書きます。

2分間で、覚えたことばを、いくつ思い出すことができますか？

❷ 単語記憶トレーニング

覚えたことばを、**2分間**で［　　］にできるだけ書きましょう。

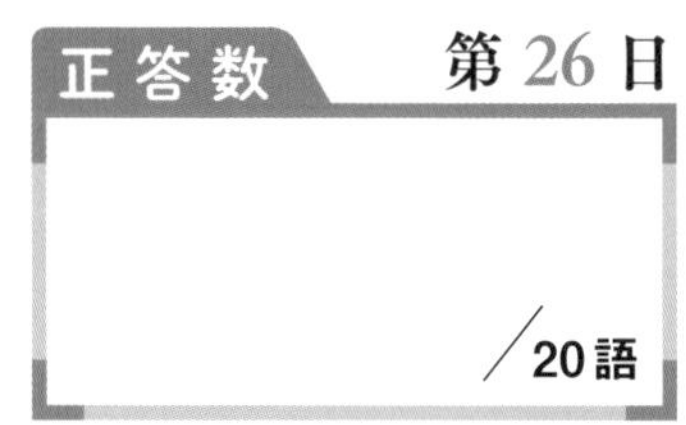

以上で今日のトレーニングは終了です。
お疲れさまでした！

第27日

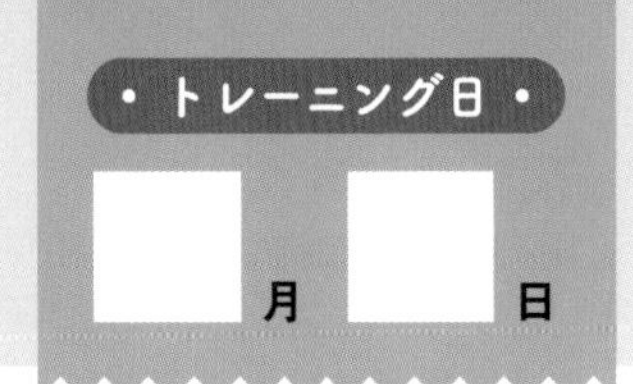

❶ 脳ほぐし

雲と雪のみに**30秒間**で斜線をひきましょう。

雲 雪 雫 霧 霜 雫 霧 雲 霜 雪 霧 雫 雪 雲

霜 雫 霜 雪 霧 霜 雲 雪 雫 雲 雪 霧 雫 霜

雪 霧 雫 雲 雪 霧 霜 雲 霧 雪 霜 雫 雲 霧

雫 霜 雲 霧 雫 霜 雲 雫 雪 霧 雲 霜 雪 雲

❷ 単語記憶トレーニング

まず、次のことばを、**2分間**でできるだけたくさん覚えます。

かきね	さざえ	ほこり	けつい	ぶどう
わぎり	けむし	つむぎ	いなか	さんぽ
はかま	あたり	ほくぶ	ばっと	あそび
かもめ	どうわ	きいろ	ふらい	ひのき
あまみ	べんち	じかん	ずきん	こよみ

覚えたことばを、裏のページの解答用紙にできるだけたくさん書きます。

2分間で、覚えたことばを、いくつ思い出すことができますか？

❷ 単語記憶トレーニング

覚えたことばを、**2分間**で［　　］にできるだけ書きましょう。

以上で今日のトレーニングは終了です。
お疲れさまでした！

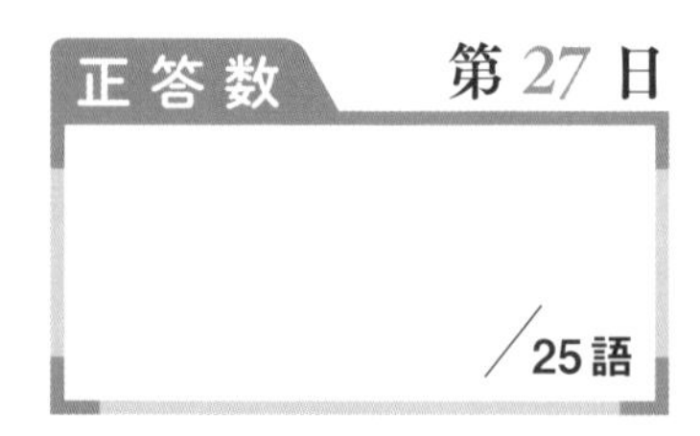

第28日

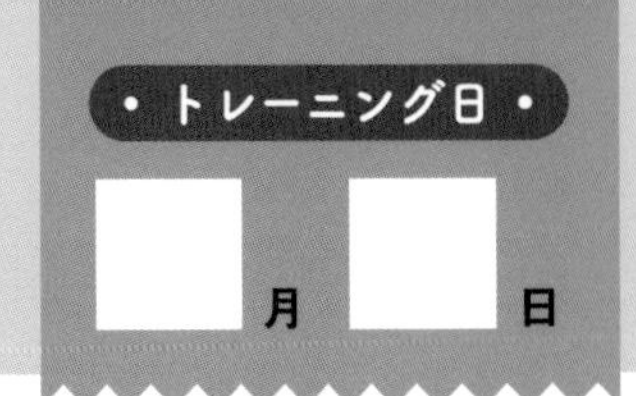

① 脳ほぐし

と のみに **30秒間** で斜線をひきましょう。

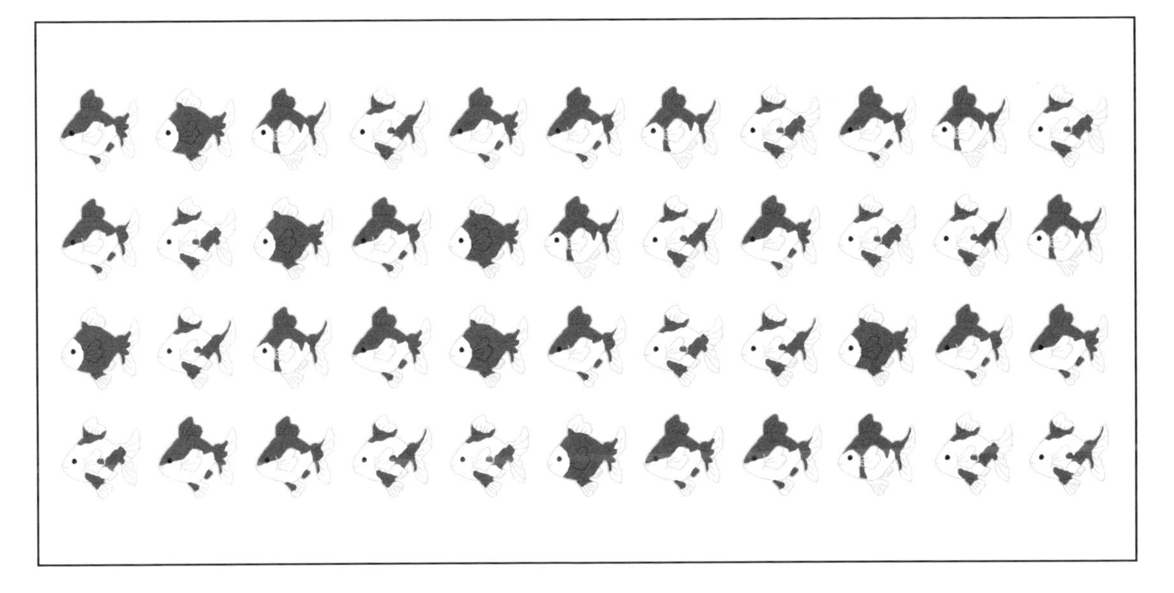

② 単語記憶トレーニング

まず、次のことばを、**2分間** でできるだけたくさん覚えます。

てがみ	ねぞう	ぷらむ	しあい	すずき
ぜんご	くさや	ひるま	せきゆ	まきば
かがみ	こども	ぎたあ	てんき	ぞうり
しんろ	けやき	うせつ	ふたつ	きそく
ずかん	ようき	あきや	にがみ	めじろ

覚えたことばを、裏のページの解答用紙にできるだけたくさん書きます。
2分間 で、覚えたことばを、いくつ思い出すことができますか？

❷ 単語記憶トレーニング

覚えたことばを、**2分間**で［　］にできるだけ書きましょう。

以上で今日のトレーニングは終了です。
お疲れさまでした！

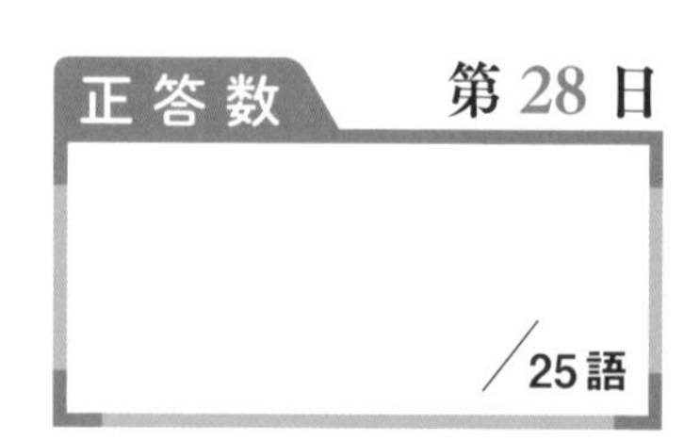

第29日

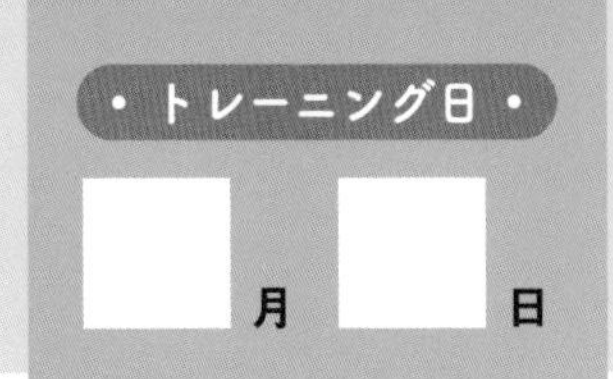

❶ 脳ほぐし

計算問題を、**30秒間**でできるだけ速く解きましょう。（答えは78ページにあります）

8+5−9=	8+4−5=	5+6−2=
5+6−9=	9+3−6=	8−3+4=
8+3−7=	6−3+8=	6×9÷2=
7+8−9=	7−5+9=	10÷2×8=
4+9−8=	9−4+7=	9÷3×7=

❷ 単語記憶トレーニング

まず、次のことばを、**2分間**でできるだけたくさん覚えます。

さほう	まじめ	かばん	あけび	におい
せんろ	やるき	すずめ	げんば	みんと
つつじ	どうさ	かえる	へんか	あんこ
せいぶ	のこり	おかめ	ないや	とだな
ひみつ	わいん	みぞれ	いはん	ふとん
いたみ	つみき	しんく	たすき	はかり

覚えたことばを、裏のページの解答用紙にできるだけたくさん書きます。

2分間で、覚えたことばを、いくつ思い出すことができますか？

❷ 単語記憶トレーニング

覚えたことばを、**2分間**で□にできるだけ書きましょう。

以上で今日のトレーニングは終了です。
お疲れさまでした！

正答数 第29日

／30語

第30日

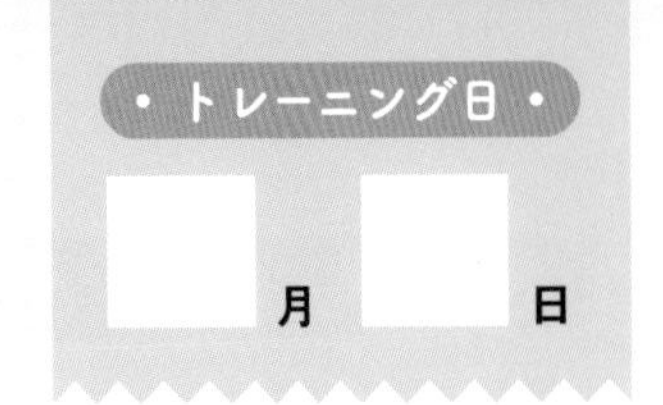

① 脳ほぐし

雄と**椎**のみに**30秒間**で斜線をひきましょう。

唯 稚 維 椎 雄 唯 維 椎 雄 稚 唯 維 椎 雄

雄 維 維 稚 唯 雄 稚 唯 維 椎 雄 稚 唯 維

維 椎 稚 唯 椎 維 雄 維 唯 維 椎 雄 稚 唯

稚 唯 椎 雄 稚 唯 椎 雄 稚 椎 雄 唯 椎 稚

② 単語記憶トレーニング

まず、次のことばを、**2分間**でできるだけたくさん覚えます。

けいこ	ひばり	うしろ	こけし	みみず
さとう	にもつ	ぷらす	りんご	おわり
ぽっと	なかま	ださん	つらら	みなと
だんろ	まなつ	せんい	ぬのじ	まいご
ふくろ	えいご	うなぎ	れきし	きぞく
てんと	さいず	とびら	そざつ	てほん

覚えたことばを、裏のページの解答用紙にできるだけたくさん書きます。
2分間で、覚えたことばを、いくつ思い出すことができますか？

❷ 単語記憶トレーニング

覚えたことばを、**2分間**で［　　］にできるだけ書きましょう。

正答数　第30日

／30語

以上で今日のトレーニングは終了です。
お疲れさまでした！

ストループテスト {5}

検査は1回ですが、その前に**【練習】**を行いましょう。
下の**【練習】**の**文字の色**を声に出して、**できる限り速く**言っていきます。文字を読むのではないので、注意しましょう。まちがえたところは、**正しく言い直します**。
（例：**あか**の場合は「**あお**」、**あか**の場合は「**くろ**」、**あか**の場合は「**あか**」と言う。）

【練習】 くろ　あか　きいろ　くろ　あお

「あお、きいろ、あか、くろ、きいろ」と正しく言えましたか。
次に**本番**です。開始時刻を入れて、練習の時のように**文字の色**を読んでいきましょう。
全部終わったら、終了時刻を入れ、かかった時間を出しましょう。

あお	あか	くろ	くろ	あお
くろ	きいろ	あお	くろ	くろ
あか	きいろ	きいろ	あか	あか
あお	あか	あか	あお	あお
あか	くろ	くろ	あか	きいろ
あか	くろ	きいろ	くろ	あお
きいろ	きいろ	くろ	あお	あか
きいろ	くろ	あか	あお	くろ
くろ	あお	くろ	あか	きいろ
あか	あお	あお	あか	きいろ

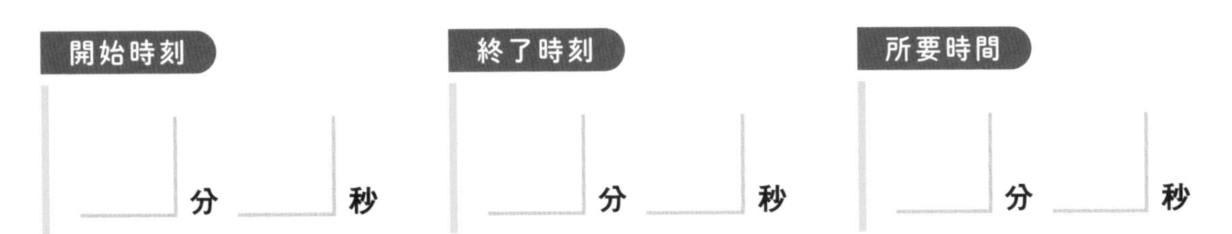

脳ほぐし「計算問題」の答え

第2日

問題	答え	問題	答え	問題	答え
2+3=	5	4+8=	12	7+5=	12
5+6=	11	7+4=	11	6-1=	5
9-6=	3	1+9=	10	7+6=	13
5+4=	9	7+8=	15	8-4=	4
6-3=	3	6+8=	14	3+9=	12

第5日

問題	答え	問題	答え	問題	答え
8+9=	17	5+8=	13	3+7=	10
6+7=	13	4+9=	13	8+7=	15
16-3=	13	8+8=	16	17-5=	12
15-3=	12	26-15=	11	6+9=	15
19-5=	14	39-22=	17	27-6=	21

第8日

問題	答え	問題	答え	問題	答え
9 × 8=	72	1+2-3=	0	8-7+9=	10
8 × 3=	24	7+3-2=	8	9-6+4=	7
5 × 4=	20	4+6-3=	7	8-5-2=	1
7 × 7=	49	6+4-1=	9	9-2-4=	3
3+7-7=	3	7-4+2=	5	6-3-2=	1

第11日

問題	答え	問題	答え	問題	答え
7 × 3=	21	5+9-2=	12	6-2+7=	11
9 × 5=	45	4+8-1=	11	8+6-3=	11
6 × 4=	24	9+7-2=	14	9-1-3=	5
8 × 8=	64	7-2+8=	13	7-4-2=	1
7+8-5=	10	8-3+9=	14	9-4-2=	3

第14日

問題	答え	問題	答え	問題	答え
9 × 3=	27	6+9-5=	10	7-3+5=	9
8 × 6=	48	9+1-2=	8	6-5+9=	10
6 ÷ 2=	3	5+7-2=	10	8-3-3=	2
4+5-6=	3	7+2-6=	3	6-4-2=	0
8+9-1=	16	9-1+4=	12	9-4-4=	1

第17日

問題	答え	問題	答え	問題	答え
6 × 6=	36	7+6-2=	11	7-2+6=	11
7 × 4=	28	6+4-2=	8	6-5+7=	8
9 ÷ 3=	3	5+10-4=	11	18-4-2=	12
1+7-4=	4	8+2-3=	7	16-2-1=	13
4+2-3=	3	9-1+4=	12	17-5-2=	10

第20日

問題	答え	問題	答え	問題	答え
5 × 3=	15	8+6-1=	13	7-5+3=	5
7 × 6=	42	5+2-3=	4	8-8+7=	7
8 ÷ 4=	2	3+4-5=	2	7-2-1=	4
2+3-4=	1	6+8-3=	11	9-2-6=	1
4+5-9=	0	6-3+5=	8	6-1-1=	4

第23日

問題	答え	問題	答え	問題	答え
7 × 5=	35	9+4-5=	8	9-3+8=	14
9 × 4=	36	7+2-1=	8	7-6+1=	2
8 ÷ 2=	4	6+6-3=	9	9-7+3=	5
3+7-2=	8	5+6-7=	4	6×4÷2=	12
2+5-6=	1	6-4+8=	10	4×9÷6=	6

第26日

問題	答え	問題	答え	問題	答え
8+8-3=	13	6+7-8=	5	7-4+9=	12
2+6-1=	7	4+8-3=	9	9-3+6=	12
3+9-2=	10	7+5-4=	8	7×4÷2=	14
7+8-6=	9	9-2+3=	10	8×2÷4=	4
9+4-8=	5	8-2+9=	15	4÷2×9=	18

第29日

問題	答え	問題	答え	問題	答え
8+5-9 =	4	8+4-5 =	7	5+6-2 =	9
5+6-9 =	2	9+3-6 =	6	8-3+4 =	9
8+3-7 =	4	6-3+8 =	11	6×9÷2=	27
7+8-9 =	6	7-5+9 =	11	10÷2×8=	40
4+9-8 =	5	9-4+7 =	12	9÷3×7=	21

単語記憶トレーニング記録表

記入例	6 ／10語	5	10

正解した語数を記入し、グラフを塗りましょう。

第1日	／10語	5	10				
第2日	／10語	5	10				
第3日	／15語	5	10	15			
第4日	／15語	5	10	15			
第5日	／15語	5	10	15			
第6日	／15語	5	10	15			
第7日	／15語	5	10	15			
第8日	／20語	5	10	15	20		
第9日	／20語	5	10	15	20		
第10日	／20語	5	10	15	20		
第11日	／20語	5	10	15	20		
第12日	／20語	5	10	15	20		
第13日	／20語	5	10	15	20		
第14日	／20語	5	10	15	20		
第15日	／20語	5	10	15	20		
第16日	／20語	5	10	15	20		
第17日	／20語	5	10	15	20		
第18日	／20語	5	10	15	20		
第19日	／20語	5	10	15	20		
第20日	／20語	5	10	15	20		
第21日	／20語	5	10	15	20		
第22日	／20語	5	10	15	20		
第23日	／20語	5	10	15	20		
第24日	／20語	5	10	15	20		
第25日	／20語	5	10	15	20		
第26日	／20語	5	10	15	20		
第27日	／25語	5	10	15	20	25	
第28日	／25語	5	10	15	20	25	
第29日	／30語	5	10	15	20	25	30
第30日	／30語	5	10	15	20	25	30

ストループテスト記録表

ストループテスト{1}	分	秒
ストループテスト{2}	分	秒
ストループテスト{3}	分	秒
ストループテスト{4}	分	秒
ストループテスト{5}	分	秒

何語覚えられたかという数自体に基準や大切さはありません。他人との比較ではなく、自分が覚えることができるぎりぎりの線で努力をすること自体が、効果的な脳のトレーニングになっています。

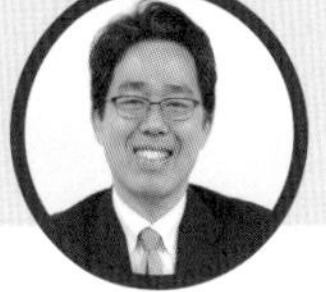

川島隆太教授の毎日楽しむ大人のドリル

「脳ほぐし」と「単語記憶」で記憶力を鍛える30日

2023年12月11日　第1版1刷発行

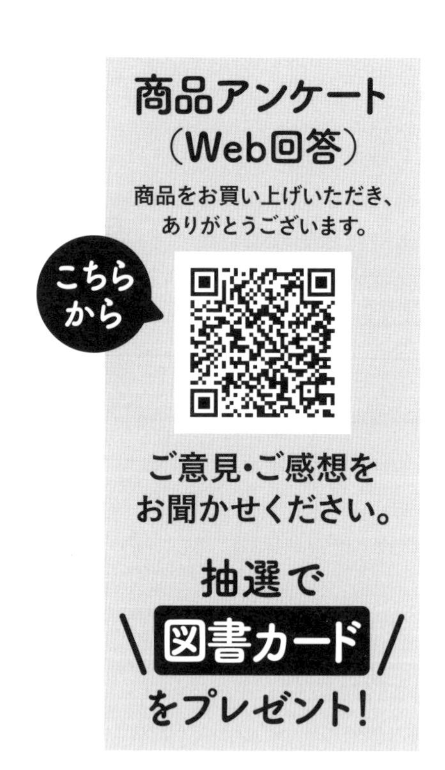

著　者　川島隆太

発行人　志村直人

発行所　株式会社くもん出版

〒141-8488 東京都品川区東五反田2-10-2
東五反田スクエア11F
代表 03-6836-0301
営業 03-6836-0305
編集 03-6836-0317

印刷・製本　TOPPAN株式会社

装丁・デザイン　株式会社krran
本文イラスト　かねこみほ
本文デザイン　田山円佳（スタジオダンク）
編集協力　坂口柚季野（フィグインク）、坂口弘美

ISBN 978-4-7743-3568-1

くもん出版ホームページアドレス　https://www.kumonshuppan.com/　CD34244